EUROPAVERLAG

CHRISTIAN HARDINGHAUS

FERDINAND SAUERBRUCH UND DIE CHARITÉ

OPERATIONEN GEGEN HITLER

EUROPAVERLAG

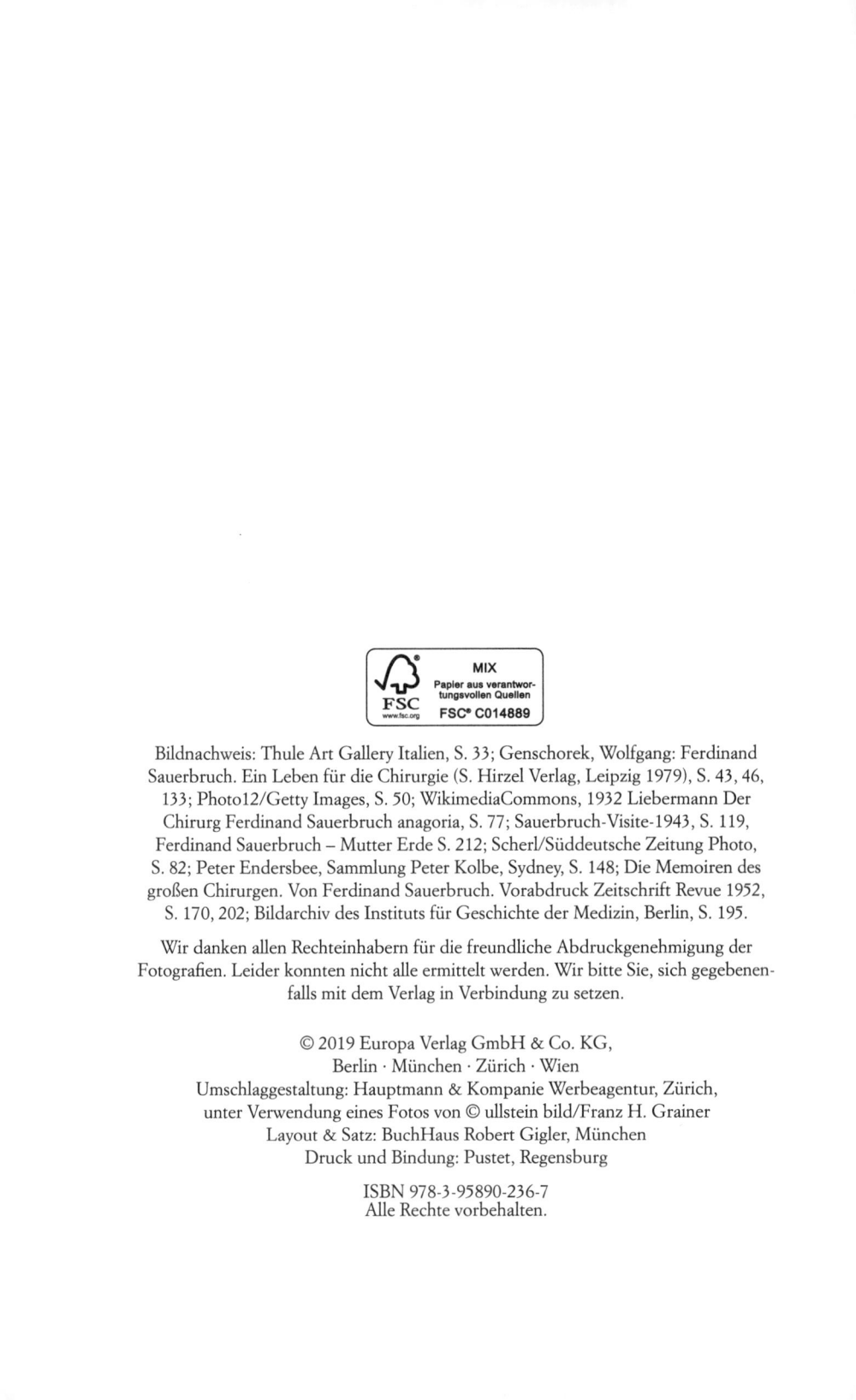

Bildnachweis: Thule Art Gallery Italien, S. 33; Genschorek, Wolfgang: Ferdinand Sauerbruch. Ein Leben für die Chirurgie (S. Hirzel Verlag, Leipzig 1979), S. 43, 46, 133; Photo12/Getty Images, S. 50; WikimediaCommons, 1932 Liebermann Der Chirurg Ferdinand Sauerbruch anagoria, S. 77; Sauerbruch-Visite-1943, S. 119, Ferdinand Sauerbruch – Mutter Erde S. 212; Scherl/Süddeutsche Zeitung Photo, S. 82; Peter Endersbee, Sammlung Peter Kolbe, Sydney, S. 148; Die Memoiren des großen Chirurgen. Von Ferdinand Sauerbruch. Vorabdruck Zeitschrift Revue 1952, S. 170, 202; Bildarchiv des Instituts für Geschichte der Medizin, Berlin, S. 195.

Wir danken allen Rechteinhabern für die freundliche Abdruckgenehmigung der Fotografien. Leider konnten nicht alle ermittelt werden. Wir bitte Sie, sich gegebenenfalls mit dem Verlag in Verbindung zu setzen.

INHALT

VORBEMERKUNG

»Zwölfeinhalb Jahre lang hat das deutsche Volk hinter Gefängnismauern gelebt. Was in Wirklichkeit hinter diesen Mauern vor sich ging, ist fast nie an die Öffentlichkeit gedrungen. Es gab viele Nazi-Gegner in Deutschland. Sie, die seit Beginn des Regimes als Nichtjuden gegen Partei und Hitlertum standen […] Freiwillig blieben sie im Lande. Sie ahnten, was kommen würde […] Und weil sie es wußten und ahnten, fühlten sie sich verpflichtet, an Ort und Stelle ihre Kräfte einzusetzen, damit wenigstens nicht jedes Unrecht, das geplant war, zur Auswirkung käme. […] Unzählige Untergetauchte und Verfolgte hätten ohne fremde Hilfe nicht bis zum Ende *durchhalten können* […]«

RUTH ANDREAS-FRIEDRICH (1901–1977)

Als Mitglied der Widerstandsgruppe *Onkel Emil* hat Andreas-Friedrich ihre Erlebnisse und Beobachtungen in Deutschland zwischen 1938 und 1945 penibel in Tagebüchern festgehalten und sie 1946 in ihrem Buch *Der Schattenmann* zusammengefasst.

PROLOG

»Unter der Laterne vor der Reichskanzlei
hängen alle Bonzen, der Führer hängt dabei.
Und alle Leute bleiben steh'n,
sie wollen ihren Führer seh'n!«

Der Mann in abgewetzter grauer Uniformjacke mit herausgeschnittenem Wehrmachtsadler und Hakenkreuz singt laut, damit er die eigenen Worte versteht. Draußen vor den Gefängnismauern donnert die russische Artillerie seit Tagen. Kaum mehr zu hören ist ein deutsches Maschinengewehr. Das ist Albert Schwerdtfegers einzige Freude, der zusammen mit 26 weiteren sogenannten Defätisten, Deserteuren und Verrätern in Wehrmachtuntersuchungshaft im Zellengefängnis an der Lehrter Straße 3 in Berlin-Moabit einsitzt. Wenn es doch den Russen noch gelänge, dieses eine Gebäude einzunehmen, bevor man ihn hinrichten wird, denkt der Gefreite. Dummerweise hat er dieses Lied, das der Grund für seine Verhaftung war, immer schon recht laut gesungen. Daher hatten es auch zwei Feldpolizisten gehört und ihn in der halbzerstörten Likörfabrik erwischt, in der er bleiben und so lange Zitronenschnaps trinken wollte, bis der Krieg aus war. Dass es sich nur noch um Tage handeln konnte, war für ihn abzusehen. Heute ist der 29. April 1945, aber noch immer wird gekämpft.

»Warum tun die Kameraden sich das noch an?«, fragt Schwerdtfeger laut, aber die anderen Soldaten, die hier im Dunkeln auf ihren Matratzen liegen, antworten ihm nicht. »Verdammte Kettenhunde«, schreit Schwerdtfeger, bevor er wieder sein Lied anstimmen will. Doch gerade als er seine Lippen öffnet, katapultiert ihn die Druckwelle einer gewaltigen Explosion durch den Raum. Mit dem Kopf schlägt Schwertfeger gegen einen Gitterstab, hält sich benommen die Hand vor die Stirn. Als er sie runternimmt, kann er seinen Augen kaum trauen – sie werden von Feuer geblendet. Heller Rauch schießt durch ein breites Loch, das sich in der Mauer abzeichnet, mitten hinein in die Zelle. Schwerdtfeger hört seine Mithäftlinge husten und schreien.

»Das gibt es doch nicht«, ruft der Soldat laut und läuft, ohne eine weitere Sekunde zu zögern, auf die unverhoffte Öffnung zu, schlüpft hindurch und ist: frei!

Draußen sucht er kurz Schutz im nächsten Hauseingang. Mit dem Ellenbogen klopft er gegen seine Hose, die leicht Feuer gefangen hat. Schwerdtfeger blickt sich um. Aus dem Loch kriechen weitere Soldaten, einem fehlt der Arm. Er dreht sich angewidert weg, ihn hält hier nichts mehr. Ohne zu wissen, wohin, rennt Schwerdtfeger los, ignoriert Schüsse und Kugeln, die aus allen Richtungen an ihm vorbeipfeifen. Nur weg, nur weg!

Der Gefreite läuft zwischen brennenden Trümmern hindurch und an Leichen vorbei, die auf der Straße liegen. Er rennt so schnell er kann, über irgendeine Brücke, die auf die andere Seite der Spree führt. Er hastet weiter, lässt die Schweizer Botschaft und das Brandenburger Tor hinter sich. Als er auf Höhe des Tiergartens ankommt, passiert er einen russischen T-34 Panzer, aus dem schwarzer Rauch emporschießt. Sein Herz rast, die Knie zittern, allmählich verlässt ihn seine Kraft. Nur mal kurz durchschnaufen, nur für einen Moment. Schwerdtfeger bleibt stehen und erkennt einen großen Gebäudekomplex mit Hunderten Fenstern, wovon keines mehr eine Scheibe besitzt. Die Betonwände sind von Kugeln durchsiebt. Einige Mauern sind eingekracht. Wo bin ich hier? Schwerdtfeger läuft weiter, vielleicht kann er hier ein Versteck finden.

Als er einen kleinen Einmannbunker entdeckt, läuft er darauf zu. Ist da jemand drin? Nur keine Feldpolizei bitte, keine Gestapo oder SS. Er wagt es, schaut durch den kleinen Schlitz ins Innere.

»Weg!«, schreit eine weibliche Stimme.

»Hallo?«, ruft er zurück.

»Hier drin ist kein Platz mehr«, antwortet die Frau, die er jetzt schemenhaft erkennen kann. Sie trägt einen weißen Kittel.

»Krankenschwester?«, fragt Schwerdtfeger. »Wie heißen Sie?«

»Lily, und was soll ich denn sonst sein?«, entgegnet sie ruppig. »Ich war hier mal Sekretärin, doch jetzt sind wir alle Schwestern der Charité.«

»Ach, ich bin an der Charité?«

»Meine Güte.« Ihre Stimme klingt genervt.

Irgendwo in der Nähe hat eine Flak angefangen, Granaten abzufeuern. Schwerdtfeger kennt das Geräusch genau. Er muss lauter schreien: »Wer ist hier der Chef? Ich muss ihn dringend sprechen!«

»Das ist Professor Sauerbruch«, brüllt die Schwester zurück. »Der ist im Operationsbunker. Fünfhundert Meter nach rechts, hinter der II. Medizinischen lang und dann immer weiter bis zur Chirurgischen.« Lilys rosafarbene Hand ragt aus dem Schlitz, mit dem Zeigefinger deutet sie eine Richtung an. »Aber die ist eingestürzt, der Bunker ist unter der Erde. Die Treppe suchen. Beeilen Sie sich, wenn Sie dort lebend ankommen wollen.«

Die Frau verschwindet aus Schwerdtfegers Blickfeld, der daraufhin den beschriebenen Weg entlangläuft. Professor Sauerbruch, ja richtig, denkt er. Der kann mir helfen, der ist ein Antinazi wie ich. Er erinnert sich daran, dass Sauerbruch nach dem gescheiterten Attentat auf Hitler im Juli letzten Jahres wochenlang verhört worden ist, sich hinter Juden gestellt hat und auf Hitler geschimpft hat – wie er selbst.

Im Bunker stinkt es bestialisch nach Eiter, Blut und dem Diesel, der aus einem Motor zieht, der hier die einzige Deckenleuchte mit Strom versorgt. Schwerdtfeger hat sich auf eine freie Bank gesetzt, beobachtet die unheimliche, fast schon surreale und ohne Zweifel abartige Szenerie, die sich vor ihm auftut. Er kommt sich vor wie in einem Gruselkabinett. An vier Tischen stehen acht Ärzte, beugen sich über Menschen mit geöffneten Bäuchen oder Brustkörben. Überall auf dem Boden liegen Verwundete. Soldaten, Frauen, Kinder. Sie schreien, bluten, sterben. Wie lange er hier sitzt, weiß Schwerdtfeger später nicht mehr. Er nutzt den Moment, als Sauerbruch an ihm vorbeigeht. Ihn hat er sofort ausgemacht, kennt ein Zeitungsfoto, das ihn mit Kriegsverdienstkreuz am Halsband zeigt. Er ist größer, als Schwerdtfeger gedacht hat, und sieht mitgenommen aus.

»Verzeihen Sie, Herr Geheimrat«, ruft Schwerdtfeger. »Ich hätte Sie gerne gesprochen wegen einer ganz dringenden Sache.«

»Na, bitte«, sagt Sauerbruch mit ruhiger Stimme. »Sprich doch einfach!«

»Nicht hier. Können wir uns irgendwo ungestört unterhalten?«

Der Chef der Chirurgischen Klinik schaut ihn mit weit geöffneten Augen durch seine runden Brillengläser an. Er zieht die linke Augenbraue hoch, dann lächelt er. »Na dann komm mal mit!«

Sauerbruch führt den unerwarteten Gast in den Keller der Röntgenabteilung, den er schon seit zwei Wochen mit seiner Frau Margot und einer Freundin, Fräulein Thomas, bewohnt. Sie setzen sich auf einen Stuhl. Schwerdtfeger beginnt, aufgeregt seine Geschichte zu erzählen. Der Arzt hört ihm erstaunlich geduldig und verständnisvoll zu. Als Schwerdtfeger fertig ist, sagt Sauerbruch: »So, jetzt bleibst du hier bei uns! Wir brauchen sowieso einige Leute. Du wirst jetzt bei mir als Pfleger eingestellt, bis die Sache vorbei ist.«

Schwerdtfeger erhält einen weißen Kittel und eine helle Hose und wird, bis *die Sache* am 8. Mai 1945 mit der bedingungslosen Kapitulation der Wehrmacht endgültig beendet ist, und sogar noch vier Tage länger, an der Charité bleiben und dabei helfen, wo er kann. Er trägt Hunderte von Verwundeten in den OP, legt selbst Verbände an. Hier erfährt er vom Tod Hitlers, sieht die russischen Soldaten in den Operationsbunker einfallen und beobachtet hilflos und entsetzt, wie deutsche Krankenschwestern unter vorgehaltener Maschinenpistole vergewaltigt werden. Und er registriert, wie und mit welchen Mitteln sein neuer Chef es schließlich schafft, die schlimmsten Ausnahmezustände zu beenden. Was dieser Mann in jenen Tagen leistet, wie vielen Menschen er das Leben rettet, wie er jeden zu beschützen versucht und mit dem Feind verhandelt, das imponiert Schwerdtfeger zutiefst. Die Arbeit bei Sauerbruch macht ihm nach der Kapitulation sogar Spaß, als man allmählich anfängt, gut mit den Russen zusammenzuarbeiten. Schwerdtfeger hat, bevor er eingezogen worden ist, in der Anzeigenabteilung einer Zeitung gearbeitet.

Die Anstrengungen der ungewohnten Krankenpflege unter Extrembedingungen machen sich bemerkbar. Schwerdtfeger bekommt Fieber, wird krank. Sauerbruch befiehlt seinem Schützling am 12. Mai 1945, nach Hause zu gehen und sich auszuruhen.

Er bedankt sich für die Hilfe und stellt ihm ein Schreiben aus, das er in Schwerdtfegers Beisein von einem hochdekorierten russischen General unterzeichnen lässt. Schwerdtfeger kennt den Namen noch nicht. Er nimmt es entgegen und nickt nach Sauerbruchs Worten, er solle es vorzeigen, wenn er in Konflikt mit russischen Soldaten gerate. Dann läuft er hustend zu Fuß nach Berlin Lichterfelde. Er weiß nicht, ob sein Elternhaus noch steht, in dem er seit 30 Jahren lebt, die letzten zehn davon ohne Eltern und Geschwister. Als er an der Wilhelmstraße 12 ankommt, erscheint es ihm wie ein Wunder. Während fast alle Häuser rund herum eingestürzt und die Straßen meterhoch von Trümmerteilen bedeckt sind, ist sein Haus völlig unbeschädigt. Nur etwas verschmutzt. Nicht nur von außen. Als er eintritt, empfangen ihn vier russischen Soldaten mit gezogenen Pistolen. Er versteht sie nicht, erkennt aber, dass er hier unerwünscht ist. Schon will er wieder losrennen, als ihm das Schreiben einfällt. Er zieht es mit zittriger Hand aus seiner Brusttasche und hält es den Männern entgegen, deren Augen plötzlich aufleuchten. Sie schauen ihn jetzt ganz freundlich an. Einer sagt laut einen russischen Namen, den Schwertfeger nicht versteht. Ein anderer sagt: »Sauerbrucha«, klopft ihm auf die Schultern und bringt ihn in sein Schlafzimmer. Erschöpft fällt der müde Soldat in sein Bett. Einige Stunden später weckt ihn der gleiche Mann, der ihn hierherbegleitet hat, und bedeutet Schwerdtfeger, ihm zu folgen. Der staunt nicht schlecht. Sein Wohnzimmer ist aufgeräumt, kein Müll mehr da, nicht mal Schmutz macht er aus. So sauber wie zu Mutters Zeiten. Der Russe bedeutet ihm, in die Küche zu kommen, auch die ist blitzeblank. Auf dem Tisch stehen Brot, Käse, Wodka, eine Schale mit bunten Bonbons und ein paar Äpfeln. Auf einem Teller liegt ein riesiges Stück gebratenes und dampfendes Rindfleisch. Schwerdtfeger läuft das Wasser im Munde zusammen. Der Russe sagt: »Hier

du essen, du gesund werden, du guter Mann, du gute Dokumente.«
Dann reicht er ihm die Hand und geht.

Schwerdtfeger ist bald wieder auf den Beinen und gesund.
Auch er muss sich nach den Kriegswirren neu orientieren, wieder
Fuß fassen. Er findet zurück in seine Arbeit in der Verlagsbranche,
versucht wie so viele, den Krieg und das Grauen zu vergessen.

Als er aber zwei Jahre später in der Zeitung einen Artikel liest,
der ein Entnazifizierungsverfahren gegen Ferdinand Sauerbruch
ankündigt, holt ihn alles wieder ein. Das mag er nicht glauben.
Sauerbruch? Sofort greift Schwerdtfeger zu einem Briefbogen
und setzt ein Schreiben an den Professor auf. Er will unbedingt
helfen, bedankt sich bei Sauerbruch, dass dieser ihm am Ende des
Krieges das Leben gerettet hat, und bietet an, als Entlastungszeu-
ge in seinem Prozess aufzutreten. Vier Tage nachdem er den Brief
abgeschickt hat, erhält er ein Antwortschreiben des Chirurgen:

Mein lieber Schwerdtfeger,
Ich freue mich, dass du wohlauf bist. Komm mich doch mal
bei Gelegenheit im Grunewald besuchen. Du warst mir ein
ausgezeichneter Pfleger, aber als Entlastungszeugen brauche
ich dich nicht. Wie alle wissen, bin ich kein Nazi. Es gibt also
nicht das Geringste zu entnazifizieren!

Sauerbruch[1]

EINLEITUNG

Albert Schwerdtfeger wird Sauerbruch kurz nach seinem Entnazifizierungsverfahren, das ihn als unbelastet einstufte, dazu überreden, seine später umstrittene Autobiografie *Das war mein Leben*[1A] von Ghostwriter Hans Rudolf Berndorff aufschreiben zu lassen. Er ist nur einer von Dutzenden Verfolgten, denen der Chirurg während der Zeit des Dritten Reiches und des Zweiten Weltkrieges geholfen hat.

Doch wie kommt es, dass unter anderen sogar der renommierte Medizinhistoriker Wolfgang Uwe Eckart dem bedeutendsten Chirurgen in der ersten Hälfte des 20. Jahrhunderts vorwirft, ein Befürworter des Naziregimes gewesen zu sein? Wie ist es zu erklären, dass der Mann, der mit seinen Kriegsprothesen und dem von ihm entwickelten Druckdifferenzverfahren, das überhaupt erst Operationen am offenen Brustkorb ermöglichte, Geschichte geschrieben hat, 1937 vor Hitler als dem größten Kriminellen warnt, den die Welt je gesehen hat? Und dass er sich im gleichen Jahr trotzdem von Hitler mit dem Nationalpreis für Kunst und Wissenschaft auszeichnen lässt? Ritterkreuzträger, Generalarzt des Heeres und gleichzeitig ein dringend Verdächtiger der Attentäter des 20. Juli 1944? Wie kommt es, dass er eine öffentliche

Loyalitätsbekundung für Hitler abgibt, aber bis Kriegsende Juden und andere Verfolgte versteckt und ihnen zur Flucht verhilft? Ist das alles unter einen Hut zu bringen?

Und wie kann man sich erklären, dass die einen, die mit dem Meisterchirurgen arbeiteten, ihn als wütenden Tyrann im OP in Erinnerung behalten, während die anderen jedoch von ihm als den einzigen Fels in der Brandung des Terrorregimes sprechen?

Ernst Ferdinand Sauerbruch ist nicht nur einer der bekanntesten und erfolgreichsten Chirurgen der Weltgeschichte, er war und erscheint immer noch als ein Mensch voller Gegensätze.

Obwohl Sauerbruchs ärztliches Wirken große Bedeutung für die moderne Medizin hatte, ist es erstaunlich, dass bis heute weder eine wissenschaftliche noch eine umfassende Biografie über ihn verfasst worden ist. Überhaupt ist die gesamte Sauerbruch-Forschung ziemlich dünn, wenngleich sich jedoch verschiedene Mythen und Anekdoten über diesen häufig als »Halbgott in Weiß« Bezeichneten bis heute gehalten haben.

Wurde Sauerbruch in den ersten Jahrzehnten nach seinem Tod 1951 noch als Arzt gewürdigt, der Meilensteine in der Chirurgie gesetzt, und als Held gefeiert, der in den letzten Kriegswochen selbstlos unter den Trümmern der Charité ausgeharrt und noch über 2700 Schwerverwundete operiert hat, so änderte sich dieses Bild spätestens seit 2009. In der Presse bezeichnete man ihn seitdem erst als einen Dulder, dann als einen Befürworter der Nazis. Heute nennt man ihn bereits einen NS-Täter. Nicht nur eine Verleumdung, sondern eine historische Verklärung! Doch wie konnte es dazu kommen?

»100 Schulen nach Nazis benannt« titelte die deutsche Presselandschaft[2], nachdem 2009 ein schmales Büchlein von Geralf Gemser[3] über zweifelhafte Schulbenennungen erschienen war. Der Fall der Umbenennung des Berliner Erich-Hoepner-Gymnasiums hatte drei Jahre zuvor für einen Eklat gesorgt. General Erich Hoepner war nicht nur am Attentat des 20. Juli beteiligt, sondern auch an der Exekution russischer Kommissare an der Ostfront. So dachte sich Gemser, es müssten sich doch zahlreiche ähnliche Fälle auftun lassen, und kündigte an, 33 000 deutsche Gymnasien unter die Lupe zu nehmen. Dabei ließ er sich vor interessierten Journalisten zu der Prognose hinreißen, dass etwa noch 100 Schulen nach Nazis benannt seien. Jedes Bundesland sollte durchkämmt werden und einen eigenen Band in einer Reihe bekommen. Publiziert wurde dann nur eine Auflistung sächsischer Schulnamen auf 78 Seiten. Darunter befinden sich acht »Hauptverdächtige« aufgrund ihrer Mitgliedschaft in der NSDAP. Journalisten konnten einen neuen Skandal nicht abwarten, belagerten betroffene Schulen, zwangen Direktoren zu einem Statement. Da riefen sie es schon mal aus, mit Panik in den Augen, wie einst ihre Väter 1945: »Davon haben wir nichts gewusst!« Schulleiter versprachen, sich unverzüglich mit der Geschichte ihrer Lehreinrichtung auseinanderzusetzen und eine Umbenennung in Betracht zu ziehen. Doch hinzugezogene Historikerkommissionen fanden: nichts!

Große Erleichterung auch am Wernher-von-Braun-Gymnasium. Obwohl der Raketeningenieur Waffen für Hitler schmiedete, reichte es nicht zu einer späten Verurteilung.

Einzig und allein in Großröhrsdorf, am Ferdinand-Sauerbruch-Gymnasium, ließ man sich nicht beruhigen. Da stand es doch in Gemsers Buch, schwarz auf weiß: »Als Mitglied des Hauptausschusses der DFG bewilligt er 1942 finanzielle Mittel für med. Versuche an KZ-Häftlingen.«[4] Und außerdem »behandelt er nach 1933 (…) DAF-Chef R. Lay [Gemeint ist Robert Ley, Leiter der Deutschen Arbeitsfront]« und hat von Hitler den »Nationalpreis für Wissenschaft und Kunst [Gemeint ist der Nationalpreis für Kunst und Wissenschaft]«[5] angenommen.

Voreilig, aber einstimmig beschlossen Schüler, Eltern, Kollegium und Direktor, dem Spuk ein Ende zu setzen und sich des Schulnamens zu entledigen. Doch hatten sie nicht mit dem Protest des Stadtrates gerechnet, der das verbot. Und so heißt das Ferdinand-Sauerbruch-Gymnasium heute immer noch so. Doch jedes Mal, wenn wieder etwas Negatives in den Medien über den Chirurgen erscheint, bekommen Lehrer und Schüler Bauchschmerzen.

Aber woher stammen denn eigentlich die Vorwürfe gegen Sauerbruch? Quellen dazu hat der Autor nicht angegeben.

Heute lässt sich allerdings daraus schließen, dass sich Gemser auf drei kurze kritische Texte und einen Lexikonartikel bezieht, die zu diesem Zeitpunkt existierten.[6]

Wolfgang Eckart verfasst 2016 eine 50-seitige Schrift, die man schon fast als Generalabrechnung mit dem Chirurgen bezeichnen muss. Sie ist erschienen unter dem Titel: *Ferdinand Sauerbruch – Meisterchirurg im politischen Sturm. Eine kompakte Biographie für Ärzte und Patienten*[7]. Sie wiederholt Gemsers Einwände und bringt noch ein paar mehr. Doch keine neuen Quellen tun sich auf. Was hilft da den Patienten die kompakte Information, dass Sauerbruch ein »Nazi-Bejaher« war, wie Eckart ihn nennt, obwohl er es nicht belegen kann?

Damit aber nicht genug. In diesem Jahr (2019) könnte die Stadt Hannover, die sich auf die Empfehlung ihres einberufenen Beirates *Wissenschaftliche Betrachtung namensgebender Persönlichkeiten in Hannover* trotz heftiger Bürgerproteste verlässt, für den 1959 so getauften Sauerbruchweg in der niedersächsischen Hauptstadt einen neuen Namen suchen. Zehn Personen stehen auf dem Index des elfköpfigen »Expertenteams«. Die Begründung ist immer die gleiche: eine »aktive Mitwirkung in einem Unrechtssystem«. So traf es schon einige andere prominente Persönlichkeiten, die das Unglück teilten, in der Zeit des Dritten Reiches gelebt zu haben. Am 20. 8. 2018 beschloss der Bezirksrat Hannover auf Antrag der SPD, drei Jahre nach Empfehlung des »Beirates«, auch die Hindenburgstraße umzubenennen. Ein »politisch korrekterer« Name wird noch gesucht.[8]

Die einseitige »Begründung« des »Beirates« für die Umbenennung auch des Sauerbruchweges legt zwar wieder keine Beweise offen, aber die Anklagepunkte decken sich weitestgehend mit denen, die Sauerbruch bei seinem Entnazifizierungsverfahren 1947 schon erfolgreich widerlegen konnte und die auch Eckart allesamt aufgreift.

Im Wesentlichen handelt es sich dabei um Sauerbruchs öffentliches *Bekenntnis deutscher Hochschullehrer für Adolf Hitler und den nationalsozialistischen Staat* (1933), die Annahme des Titels *Staatsrat* durch Hermann Göring (1934) und der von Hitler gestifteten Auszeichnung *Nationalpreis für Kunst und Wissenschaft* (1937), seine Tätigkeit als Fachspartenleiter Medizin im *Reichsforschungsrat* (1937–1945) und *Generalarzt des Heeres* (1941–1945) und um einen ausgebliebenen Protest bei einer Fachtagung für Militärärzte (Mai 1943) über Sulfonamid-Versuche an KZ-Häftlingen.

Allen Vorwürfen wird in diesem Buch penibel nachgegangen!

Es scheint, je länger das Dritte Reich untergegangen ist, desto eifriger suchen die Deutschen nach möglichen Nazis. Den Gipfel der Verleumdung leistet sich der Tagesspiegel vom 10. Juni 2018. Er titelt:

Sauerbruch und Bonhoeffer Weg: Aktivisten überkleben nach NS-Tätern benannte Straßen und fordern von der Charité-Leitung mehr Engagement.[9]

Hier wird Sauerbruch nun zum Nazi gemacht, sein Kollege Bonhoeffer, dessen Söhne und Schwiegersöhne als Widerstandskämpfer von den Nazis hingerichtet wurden, gleich mit. Der Tagesspiegel begründet seinen Artikel mit den Erkenntnissen des »Beirates« in Hannover. Also wieder voneinander abgeschrieben, ohne jegliche Beweislage. Aktivisten der Studierendengruppe »Kritische Mediziner*innen Berlin«, die zuvor die beiden Straßennamen auf dem Charité-Gelände überklebten, fordern: »Ein Umdenken darüber, welche Persönlichkeiten als Vorbilder für zukünftige Ärztinnen und Ärzte dienen können.« Das ist sicherlich ein wichtiger Anspruch. Im Falle Sauerbruchs allerdings urteilen sie falsch und öffnen damit Missverständnissen und Vorurteilen Tür und Tor. So schreibt der Medizinstudent Marinus Fislage am 7.12.2018 in der Studierendenzeitschrift *UnAufgefordert* der Humboldt-Universität zu Berlin, Sauerbruch habe nationalsozialistische Gräueltaten »offen befürwortet«. Dieser Verleumdung wird im Artikel regelrecht hetzerisch eine Grafik vorangestellt, die eine Sauerbruch-Prothese in Stellung eines Hitlergrußes zeigt. Bedenkt man, dass eben diese Prothesen Tausenden von verstümmelten Menschen ein würdevolles Weiterleben ermöglicht haben und diese nicht im Geringsten etwas mit dem Nationalsozialismus zu tun hatten, erweist sich das als besonders beschämend.[9A]

Es zeigt sich, dass die Diskreditierungen gegenüber Sauerbruch kontinuierlich an Schärfe zunehmen. Deshalb wird es Zeit, genau aufzuschlüsseln, ob sich der Chirurg Vergehen schuldig gemacht hat, die es rechtfertigen könnten, ihm eine politische Nähe zum Nationalsozialismus vorzuwerfen. Dies soll nun umfangreich wie nie zuvor und ein für alle Mal geklärt werden.

Bisher nicht beachtete Quellen – veröffentlichte und unveröffentlichte – werden das verzerrte Bild des Ferdinand Sauerbruch gänzlich neu beleuchten und aufzeigen, wie aktiv dieser gegen die Nazis »operierte«, kämpfte und wer ihn dabei unterstützt hat.

So soll dieses Buch eine umfassende Darstellung des Menschen und Arztes in seiner Rolle im NS-System vorlegen, Lücken im Lebenslauf Sauerbruchs schließen und füllen sowie eine Menge Irrtümer und Missdeutungen beseitigen. Das funktioniert nur, wenn sämtliche zeithistorischen Umstände berücksichtigt und kontextualisiert werden, um so Sauerbruchs Handeln, seine Einstellungen und Motive nachvollziehen und erklären zu können.

Die wichtigsten Informationen liefern uns diejenigen Menschen, die Sauerbruch am besten kannten, die jahrelang Tag und Nacht mit ihm arbeiteten, lebten und sprachen.

Die wertvollste veröffentlichte Quelle stellt die Biografie *Helle Blätter, dunkle Blätter*[10] des jüdischen Chirurgen Rudolf Nissen dar, der zwölf Jahre in Sauerbruchs Kliniken gearbeitet hat, und davon sieben Jahre lang als sein engster Assistent. Außerdem das Buch *Fritz Kolbe – der wichtigste Spion des Zweiten Weltkrieges*[11] von Lucas Delattre. Kolbe ist als Freund und Patient Sauerbruchs sowie als Verlobter seiner Sekretärin Maria Fritsch häufig in der Nähe des Chirurgen und weiß dessen Gesprächigkeit in effizienter Weise auszunutzen.

Die imponierendste und bedeutendste aller Quellen stellt das exklusiv für dieses Buch zur Verfügung stehende Tagebuch des elsässischen Chirurgen Adolphe Jung dar. Als Volksdeutscher zwangsverpflichtet, wird er Sauerbruch zwischen 1942 und 1945 als Privatassistent zugeteilt. Jung macht gemeinsame Sache mit Kolbe und spioniert seinerseits für die französische Résistance; dabei beschreibt er seinen Chef, mit dem er nicht nur jeden Tag am Operationstisch steht, sondern dem er auch freundschaftlich verbunden ist, sehr genau. Er fertigt ein Tagebuch an, das er *Un Chirurgien dans la Tourmente* (*Ein Chirurg im Sturm*) nennt. Er wird es nie veröffentlichen und auch nie jemandem zeigen. Seine Familie findet es erst 2000, acht Jahre nach seinem Tod, und legt es weitere 18 Jahre später dem Autor dieses Buches vor. Einige Einblicke für ihre Recherchen erhielten zuvor lediglich Delattre sowie die beiden Drehbuchautorinnen der Serie *Charité* Sabine Thor-Wiedemann und Dorothee Schön, die anhand der dort enthaltenen Beschreibungen die Figur Sauerbruch für die 2019 erscheinende zweite Staffel der Serie *Charité* zeichnen konnten.

Ein dritter Mann spioniert in unmittelbarer Nähe von Sauerbruch vermutlich für den russischen Geheimdienst. Wolfgang »Wowo« Wohlgemuth stand in einem Interview Rede und Antwort und kann eine genaue Einschätzung zu Sauerbruchs politischer Gesinnung abgeben. Ferner werden Interviews mit Ehefrau Margot und mit den Sauerbruch-Kollegen, den Oberärzten Dr. Beckmann, Gustav Schimert und Karl Stompfe, der Operationsschwester Hildegard, Albert Schwerdtfeger sowie die Erinnerungen von Oberpfleger Josef Schmidt in das Buch einfließen. Die Interviews wurden 1961 von Journalisten des Magazins *Quick* geführt und lagern in transkribierter Form im Archiv des Institutes für Geschichte der Medizin und Ethik in der Medizin an der Charité in Berlin.[12] Soweit daraus zitiert wird, erfolgt dies mit entsprechender Seitenangabe. Der besseren Lesbarkeit halber wurden Rechtschreib- und Tippfehler, die bei der Übertragung der Audio-Files entstanden sind, korrigiert und die Texte an die aktuelle Rechtschreibung angepasst. Seitenangaben für Zitate aus dem Jung-Tagebuch anzugeben ist nicht möglich, da sie dort fehlen. Nach aktuellem Stand ist seitens der Familie Jung angedacht, das Tagebuch in näherer Zukunft über das Universitätsarchiv der Charité in Form eines eigenständigen Werkes zu veröffentlichen. Sofern aus dem unveröffentlichten Buch zitiert wird, können von Jung selbst angelegte Kapitelüberschriften angegeben werden, unter denen sich die jeweiligen Inhalte befinden; dadurch sollten diese auch bei einer späteren Veröffentlichung zu finden sein.

Außerdem kommen Monografien und Aufsätze von vielen Kollegen und Freunden Sauerbruchs zur Sprache. Darunter: Bildhauerin Yrsa von Leistner[13], Sanitätsoffizier und Sauerbruch-Vorgesetzter im Krieg Werner Wachsmuth[14], Frauenarzt der Charité Walter Stoeckel[15], Herzchirurg Werner Forßmann[16], Urologe des jüdischen Krankenhauses in Berlin Paul Rosenstein[17] und Krankenträger Werner Podszus[18]. Weiterhin die Tagebücher des Diplomaten, Widerstandskämpfers und Sauerbruch-Freundes Ulrich von Hassel[19] sowie die Erinnerungen des oppositionellen Schriftstellers Paul Fechter.[20] Außerdem weitere Artikel und Briefe von Kollegen und Freunden wie der Pathologin Else Knake, dem dänischen Chirurgen H. Wulff sowie die unveröffentlichten Memoiren Fritz Kolbes[21].

Von großer Bedeutung sind natürlich Sauerbruchs eigene Biografie *Das war mein Leben*, die allgemeine Abhandlung von Wolfgang Genschorek[22], ein Bericht seines im Widerstand aktiven Sohnes Peter Sauerbruch[23] oder die speziellen Betrachtungen von Jürgen Thorwald[24], Hans Rudolf Berndorff[25] und Gerhard Jaeckel[26]. Weitere ergänzende und hier zitierte Literatur ist im Quellenverzeichnis aufgeführt.

Zunächst soll Sauerbruch als Mensch fernab politischer Einstellung charakterisiert werden. Es folgen Kapitel über sein berufliches und privates Wirken vor der Machtübernahme der Nationalsozialisten, zur Geschichte der Charité und zu Sauerbruchs schwierigem Einstieg in das Berliner Krankenhaus, dessen Ruf kurz zuvor durch einige Skandale gelitten hatte, die sich direkt oder indirekt auf Sauerbruch auswirken mussten. Anschließend erfolgt peu à peu eine genaue Aufschlüsselung der gegen Sauerbruch angebrachten Kritikpunkte und danach eine Übersicht über seine Widerstandstätigkeiten. Die abschließenden Kapitel behandeln die aufreibenden letzten Kriegswochen im Operationsbunker der Charité, Sauerbruchs Entnazifizierung und die dramatische Posse um seine Autobiografie.

Letztendlich wird höchster Wert darauf gelegt, dass der politische und gesellschaftliche Zeitkontext, der Sauerbruchs Leben umfasst, genauso beleuchtet wird wie seine direkte Umgebung – die Vorgänge in der Charité, insbesondere in der NS-Zeit. Zeitgenössische Fotos und Abbildungen, ein umfangreicher Anhang mit Quellenverzeichnis und Anmerkungen sowie ein Register runden das Buch ab.

EIN CHIRURG MIT CHARAKTER

Um Sauerbruchs Verhalten in den folgenden Kapiteln, insbesondere in der Zeit des Nationalsozialismus, besser nachvollziehen zu können, erscheint es an dieser Stelle angebracht, sein Wesen, sein Auftreten, seine privaten wie beruflichen Eigenarten zu beschreiben, bevor der Schwerpunkt auf sein politisches Handeln und Umfeld gelegt wird. Nachfolgend ist der typische Sauerbruch charakterisiert, wie ihn Mitarbeiter und Freunde während seiner besten und friedlichsten Zeit Mitte der Dreißigerjahre in der Charité erleben.

Der 60-jährige Sauerbruch zieht im OP alle abkömmlichen Blicke auf sich. Er ist groß, kräftig und breitschultrig. Sein Gesicht wird dominiert von einer hohen Stirn. Auf der langen Nase sitzt eine Nickelbrille, hinter der scharfe hellblaue Augen hervorblicken. Der Schnurrbart ist so ergraut wie die lichten Haare auf seinem Hinterkopf.

Doch es ist nicht nur seine Erscheinung, die Eindruck macht. Es sind besonders die routinierten, eleganten und vor allem schnellen Bewegungen, mit denen er das Messer schwingt, fast wie der Dirigent eines Orchesters. Zwei Schwestern stehen neben ihm. Eine hauptverantwortliche und eine zusätzliche, die der ersten zuarbeitet. Denn die Operationstechnik des Chefarztes der Chirurgischen Klinik zeichnet sich zuallererst durch eine fulminante Geschwindigkeit aus. Das bleibt allen Ärzten in Erinnerung, die mit ihm gemeinsam operiert haben. Karl Stompfe sagt: » (…) Sein [Sauerbruchs] großartiges Können lag darin, dass er mehr oder weniger blitzartig den Krankheitsherd anging und freilegte.«[27]

1935 verfügt die Charité als das modernste Krankenhaus Deutschlands und eines der angesehensten Europas über 1427 Betten. 1682 Mitarbeiter verrichten in dem riesenhaften roten Ziegelsteinbau ihren Dienst in 13 Kliniken. Sauerbruch leitet seit 1929 die Chirurgische Klinik, wo in Friedenszeiten bis zu 60 Ärzte beschäftigt sind. Für eine größere Operation am Thorax oder im Bauchraum kann der Chef, wie ihn alle – selbst seine Frau – nennen, im Normalfall fünf Oberärzte einplanen. Wenn er selbst operiert, assistieren ihm davon drei, ein vierter macht die Narkose, ein fünfter kümmert sich um technische Belange wie etwa die Beleuchtung. Hinter jedem der Oberärzte steht ein sogenannter »Affentisch« – ein Beistelltisch mit Operationsbesteck. Diesen bedient auf Kommando jeweils ein dem entsprechenden Oberarzt zugeteilter, meistens junger Assistenzarzt.

Im Sauerbruch'schen OP stehen drei Operationstische, und meistens wird gleichzeitig operiert. Der Chef arbeitet so schnell und konzentriert, dass er an allen drei Tischen mitschneidet und kommandiert. Er betreut auf diese Weise zwischen 12 und 20 Operationen täglich, die von 7 Uhr morgens bis manchmal 21 Uhr abends stattfinden. Sauerbruch ist der Einzige im OP, der ohne Kopfbedeckung operiert. Er ist der Meinung, dass er mit Gummihandschuhen nicht das nötige chirurgische Gespür für seine feine Technik aufbringen kann. So können alle seine großen Hände beobachten, aus denen breite Muskelstränge hervortreten.

Oberarzt Wohlgemuth sagt, »dass die Sauerbruch'sche Operationstechnik die eleganteste und schnellste Technik ist, die ich überhaupt je gesehen habe«.[28]

Wohlgemuth wird oft als Beleuchter eingesetzt, was dazu führt, dass er sich zur Freude des Chefs selbst den Namen Armleuchter zulegt und ihn auf die Operationstafel schreibt. Wohlgemuth steht dann mit einer zusätzlichen Leuchte hinter Sauerbruch, weil das Licht des Deckentiefstrahlers für die schnellen Bewegungen des Professors nicht ausreicht. »Und da habe ich also diese Technik beobachten können, und ich muss sagen, ich war vielleicht damals noch gar nicht reif genug, um das in dem Ausmaß [Gesehene] an Genialität und Großlinigkeit [sic!] richtig zu erfassen.«[29]

Es gibt etwas, das Sauerbruch überhaupt nicht duldet. Selbst der kleinste Fehler eines Mitarbeiters kann ihn in heftige Wutausbrüche versetzen.

Jeder, der einmal einer Operation zugeschaut hat, weiß, dass allgemein unter Chirurgen ein rauer, fast schon militärischer Ton herrscht. Bei Sauerbruch ist dieser ausgeprägt wie bei keinem anderen. Einem Assistenten, der nicht aufpasst, haut er schon mal mit einer Operationszange auf die Finger oder pfeffert ihm ein Handtuch ins Gesicht. Macht ein untergebener Arzt einen Fehler, schmeißt ihn der wütende Professor noch während der OP aus dem Saal, nicht ohne ihm mitzuteilen, dass dieser dem Ruf eines Arztes nicht mehr würdig sei, sein Vater sich für ihn schämen solle und er ohnehin bald entlassen werde. Da sich diese Rausschmisse häufig ereignen, halten sich bei Sauerbruchs Operationen immer Ersatzassistenten in voller Bekleidung im Vorraum bereit, um sofort einspringen zu können. Das OP-Personal nennt diese Kuriosität ihres Chefs »Maskenball«. Werner Forßmann erinnert sich, dass es Tage gegeben hat, an denen Sauerbruch sein gesamtes Ärzteteam bis zu dreimal verbrauchte. Was dazu geführt hat, dass ein aus dem OP entfernter »Idiot« sich im Vorbereitungsraum gleich wieder sterilisiert und in die Reihe der nächsten Ersatzassistenten eingereiht hat.[30] Der Chefchirurg wählt den »Sündenbock des Tages« und macht sich über erschöpfte Ärzte lustig. Einen Volontär macht er zur Schnecke, weil dieser es wagt, nach einer 18-Stunden-Schicht sechs Stunden zu schlafen. Forßmann hört, wie ihn Sauerbruch anfährt: »Liegen Sie sich eigentlich nicht wund?«[31]

Den schwersten Stand bei Sauerbruch haben zweifelsohne die Anästhesisten. Wenn nämlich ein Patient bei einer örtlichen Betäubung nur die Anzeichen eines Schmerzempfindens zeigt, schickt Sauerbruch den Anästhesisten raus. Wohlgemuth erinnert sich:

Das war ein schwerer Schlag, und man zitterte und man redete dem Patienten gut zu, er möchte doch möglichst still sein, auch wenn es weh tut, da man ja für seine eigene Existenz und für seine eigene Karriere fürchtete.[32]

Sauerbruchs Forderungen nach der tiefsten nur möglichen Narkose gehen letztendlich so weit, dass, wenn ihm sein Oberarzt Forßmann assistiert, dieser immer ein Tropffläschchen des zu dieser Zeit strikt untersagten Mittels Chloroform dabei hat. Er wendet es heimlich an, sobald die Narkose in entscheidenden OP-Phasen nachlässt.[33]

Nur wenn Sauerbruchs zweite Ehefrau Margot, die selbst Ärztin ist, bei einer OP mitarbeitet, ist der Chef ruhiger. Sie übt im Privaten wie in der Klinik immer eine besänftigende Wirkung auf ihn aus.

Wohlgemuth fühlt sich nie von Sauerbruch beleidigt, weil er seinen versteckten Humor und den Sarkasmus begreift. Andere zerbrechen daran, so wie der Chirurg Konrad Middeldorf, der mit geöffneter Oberschenkelschlagader in seinem Dienstzimmer gefunden wird. Forßmann erinnert sich, dass Sauerbruch bei dessen Beerdigung lauthals und bitterlich geweint hat. Daraufhin habe ihm eine Charité-Putzfrau zugeraunt: »Jaja, Herr Geheimrat, nu könn' Se flennen, jetzt, wo et zu spät is.«[34]

Auch Wohlgemuth versteht, dass Mitarbeiter, die vom Chef vor versammelter Mannschaft angegangen werden, das Verhalten als gemein empfinden. Doch weist er darauf hin, dass dieser auf den ersten Blick übertrieben harte Führungsstil nur deswegen vorherrscht, weil Sauerbruch keine medizinischen oder pflegerischen Fehler duldet. Und nur darum kann er so viele Leben retten. Wäre seine Art nicht so hart gewesen, hätten die Fehler der anderen schnell lebensgefährlich für denjenigen werden können, der auf dem Tisch gelegen und Sauerbruch sein Leben anvertraut hat.[35]

Sauerbruchs Assistent Nissen schreibt, dass sein Chef das gesundheitliche Wohl seiner Patienten über alles stellte, niemanden vergessen habe, den er einmal behandelt hat. »(…) Er hatte Tausende von Krankheitsgeschichten in seinem Kopf in der seltenen Kombination von persönlichem Mitempfinden und klinischer Registrierung.«[36]

Nach dem eisernen Drill während einer OP wird der Chef anschließend meist sanftmütig. Legt er den Kittel ab, ist er wie ausgewechselt, lächelt, scherzt und freut sich über alles Gelungene. Sauerbruch ist nicht nachtragend. So wundert sich niemand, der länger mit ihm zusammenarbeitet, darüber, dass ihm, der noch während der Operation von Sauerbruch verflucht worden ist, dieser ein paar Minuten später überschwängliche Komplimente für sein Talent oder seine Geduld macht. Und alle wissen, ihr Chef wird sich immer um sie bemühen; zwar wird er ihre Fehler selbst verteufeln, aber sie niemals nach außen tragen. Was im OP gesagt oder getan wird, bleibt unter dem Siegel der Verschwiegenheit. Sauerbruch stellt sich schützend vor sein Personal. Jeder kann mit Problemen zu ihm kommen, beruflicher oder privater Natur. Der Chef ist feinfühlig und sympathisch, weiß Rat bei Beziehungsproblemen oder in Fragen der Kindererziehung. Gibt es finanzielle Probleme, hilft er aus.

Überhaupt wird er von den Kollegen am meisten nach Feierabend geschätzt. Dann wirkt er völlig ausgelassen, stößt mit ihnen auf eine gelungene Operation an. Sauerbruch ist großzügig und spendabel. Ob bei sich zu Hause oder in der Klinik, er richtet Feste zu jeder sich bietenden Gelegenheit aus, lädt Kollegen zum Essen in seine Villa ein oder besucht sie von sich aus. Gerne geht er zum Abendessen zu Oberpfleger Josef Schmidt, denn dessen Frau stammt aus Bayern, und der Chef liebt die bayerische Küche: Knödel, Schweinebraten und besonders das Bier. Er raucht Zigarre, trinkt viel, auch Schnaps, aber nie während der Arbeit.

Mit seinem Stations- und Pflegepersonal veranstaltet Sauerbruch regelmäßig »gemütliche Runden«, um sie bei Laune zu halten. Er lässt dann Schlachtplatten, Wein und Bier auffahren, hält Reden aus dem Stegreif, verteilt Lob, Anerkennung und spricht allen seine tiefe Dankbarkeit aus. Selten kommt es vor, dass der Professor außerhalb des OPs schlecht gelaunt ist – doch es kommt vor. Die Ärzte und Schwestern wissen die Stimmungsschwankungen mit der Zeit einzuschätzen und lernen, sich entsprechend darauf einzustellen und vor allem die dann gesagten Dinge nicht persönlich zu nehmen. Eine ungute Gemütsverfassung Sauerbruchs schlägt sich auf alle nieder. Ist er hingegen gut gelaunt,

Hermann Otto Hoyer: Ferdinand Sauerbruch bei der Operation macht die Arbeit unter Sauerbruch Spaß wie bei keinem anderen Chef. Dafür lieben ihn seine Mitarbeiter.

Es kommt nicht von ungefähr, dass sich Mythen um den »Halbgott in Weiß« bilden. Nicht nur sein medizinischer Ruf eilt Sauerbruch voraus, auch seine auffallend redselige Art. Schließlich sorgt er selbst immer wieder mit fesselnden Geschichten über sein Leben für Klatsch und Tratsch. Überhaupt ist sein Drang nach Geselligkeit und Aufmerksamkeit überragend. Sauerbruch ist nie alleine. Er ist jeden Tag umgeben von Hunderten Studenten, Kollegen, Ärzten, Schwestern, Pflegern, Patienten, Angehörigen, Dienstboten, Politikern. Es scheint, als kenne er jeden, der das Krankenhaus betritt oder verlässt. Und niemals ist er sich zu schade für einen Schnack. Dabei geht es aber nie um Belanglosigkeiten, sondern immer enthusiastisch um große Liebe, tiefe Freundschaften, überragende Taten, um die Schönheit der Welt und den Liebreiz der Blumen. Er setzt sich zu Patienten in den Park, klönt mit dem Pförtner, dem Chauffeur, der Putzfrau. Immer weiß er zu jeder Situation eine passende Geschichte zu erzählen. Dabei trägt er nicht nur vor, sondern hört geduldig zu. Er scheint wissbegierig auf alles noch so Neue und Ungekannte, saugt es auf wie einen Lebenssaft, spinnt es weiter, nutzt es dann als Anekdote, um seine Vorträge und Vorlesungen zu bereichern. Die Menschen um ihn herum sind angetan von seinem Charisma, erzählen die gehörten Possen weiter, sodass er von anderer Seite wieder darauf angesprochen wird – was ihn unbändig freut und zu neuen Geschichten einlädt.

Seine ständigen Unterhaltungen, immer und überall, führen zu einer weiteren negativen Eigenschaft – der notorischen Unpünktlichkeit. Alle wissen, dass Sauerbruch zu jeder Gelegenheit zu spät kommt, mit einer Ausnahme: Zu seinen Operationen erscheint er auf die Sekunde genau. Das gebietet ihm sein Pflichtgefühl.

In seinen Honorarforderungen ist er bescheiden. Sauerbruch hält Vorträge auch ohne Gage, behandelt nicht selten bedürftige Patienten umsonst oder berechnet geringere Behandlungskosten, sorgt dafür, dass übrig gebliebene Mahlzeiten aus der Kantine nicht wie vorgesehen in die Schweinemästerei gehen, sondern an arme Patienten und ihre Familien verteilt werden. Er unterstützt Studenten, die knapp bei Kasse sind, stellt ihnen Materialien unentgeltlich zur Verfügung. Elitedenken ist dem Chef völlig fremd, er definiert sich über Beruf und Menschlichkeit. Das alles nicht ohne Eigennutz. Zwar bedeutet ihm Materielles nichts, aber Sauerbruch, der jeden duzt, ist süchtig nach ihm entgegengebrachter Dankbarkeit und Anerkennung. Dabei macht er kaum Unterschiede, er kann sich über tosenden Applaus von Fachkollegen genauso freuen wie über das Lächeln eines Dienstboten, dem er unverhofft ein Trinkgeld zusteckt. Auch das Schwanzwedeln eines Hundes, dem er einen Brocken Fleisch hingeworfen hat, kann Sauerbruch befriedigen. Da sie sich so leicht freuen können und sich dankbar zeigen, liebt er Tiere über alles. Er hält Hunde, Katzen, Pferde, päppelt in seinem Haus einen Affen und einen Waschbären auf. Ist das Haustier eines Nachbarn krank – und ist er der Meinung, operieren zu können –, betätigt er sich als Tierarzt. Auch im Privaten braucht er ständig Zuspruch. Leidenschaftlich gerne spielt er Trompete, fährt Ski und reitet, vor allem, wenn man ihn dabei beobachtet.

Adolphe Jung hebt eine beispiellose psychische und physische Stärke und Energie hervor, die seinen Chef ausgemacht hat. Er habe nicht nur die Fähigkeit besessen, sein Personal zu beherrschen, sondern er habe jeden Gesprächspartner mit seiner Art und seinen Worten um den Finger wickeln können, wenn er das gewollt habe.[37]

Sauerbruch ist süchtig nach Beifall und ihm entgegengebrachter Aufmerksamkeit. Das Problem ist: Kriegt er davon nicht genug, kann er zornig werden. Das spüren seine Assistenten im OP genauso wie die Studenten. Wenn sie nicht zuhören oder seinen Unterricht stören, empfindet er dies als völlige Missachtung, bricht ab und verlässt gekränkt den Saal. Das passiert nicht oft, denn der Chirurg hält Vorlesungen, die mitreißen, regelrecht packen. Wenn Konflikte auftreten, dann weil fachlich stark interessierte Studenten sich daran stören, dass Sauerbruch nicht über chirurgisch-klinische Probleme referiert, sondern die Krankengeschichte eines Patienten oder die allgemeine Situation des erkrankten Menschen darstellt.[38]

Der Professor beherrscht die Kunst der Rede und des Vortragens. Sein Hörsaal ist immer gerappelt voll. Nicht selten finden sich dort Studierende anderer Universitäten ein. Manche kommen aus fernen Ländern, nur um einmal eine Sauerbruch-Vorlesung hören zu können.

Am meisten Eindruck macht derjenige auf Sauerbruch, der schlagfertig ist und sich mit Worten zu wehren weiß. Dabei darf er den Chef gerne verspotten oder ihm eine provozierende Frage stellen. Diese Situationen liebt der Chirurg, der über Tage in völliger Euphorie schweben und ohne Schlaf auskommen kann. Dann holen ihn Phasen anhaltender Depression ein, wovon aber die wenigsten etwas merken, denn Sauerbruch ist ebenfalls ein Meister der Verstellung und des Schauspiels. Nissen spricht gelegentlich mit Karl Bonhoeffer, dem Leiter der Nervenklinik, über Sauerbruch. Der Neurologe ist der Meinung, sein Kollege leide an einer »exogenen Depression«.[39]

Der Professor für Gynäkologie Walter Stoeckel schreibt über die enge Beziehung zwischen Sauerbruch und Bonhoeffer:

(...) Sauerbruch fühlte sich von Bonhoeffer durchschaut.
Natürlich wußte Bonhoeffer, welch genialer Chirurg Sauer-
bruch war. Doch er sah die Kehrseite seiner Rastlosigkeit. Mit
nachsichtigem Schmunzeln, aber auch mit dem Röntgenauge
des Experten beobachtete Bonhoeffer das Wechselhafte bei
Sauerbruch, seine Herausforderungen, seine Unbeherrschbar-
keit, seine Unberechenbarkeit. Das Himmel-hoch-Jauchzende
und das Zu-Tode-Betrübte in Sauerbruchs Wesen.[40]

Heute würde man vermutlich von einer manischen Depression
sprechen, wobei bei Sauerbruch eindeutig die Manien überwie-
gen. Trotz dieser möglichen Erkrankung leidet seine Arbeit nie.
Wie sich in den folgenden Kapiteln zeigen wird, leistet er Herausragendes. Nicht nur Sauerbruchs Geltungsbedürfnis ist omniprä-
sent. Sein nicht weniger ausgeprägter Gerechtigkeitssinn lässt ihn
überall Türen einrennen, und er nimmt dafür sogar in Kauf, dass
seine eigene Person oder Stellung darunter leidet, wie im weiteren
Verlauf dieses Buches eindrucksvoll gezeigt wird.

EINE STEILE KARRIERE

Kindheit und Jugend im Kaiserreich

Ernst Ferdinand Sauerbruch wird am Samstag, dem 3. Juli 1875, in Barmen (Westfalen) geboren, vier Jahre nach Gründung des Deutschen Kaiserreiches – des ersten deutschen Nationalstaates. Jahrhundertelang haben sich die zeitweise bis zu 300 verschiedenen germanisch-stämmigen Territorien, Königreiche, Herzogtümer, Fürstenstaaten mehr bekriegt, als dass sie Gemeinsamkeiten gefunden hätten. Zuletzt hat der preußische Ministerpräsident und Kanzler des Norddeutschen Bundes Fürst Otto von Bismarck über zehn Jahre lang ein geeintes Deutschland unter preußischer Führung angestrebt und vorbereitet. Der Sieg im Deutsch-Französischen Krieg von 1870/1871 hat erneut jenes unbändige Gemeinschafts- und Zusammengehörigkeitsgefühl ausgelöst, das bereits die Revolution von 1848/1849 hervorgebracht hatte. Die Deutschen sind gewillt, eine Nation zu werden, doch der Weg in eine gemeinsame Identität bleibt weiterhin und noch lange Zeit mühsam.

Kaiser Wilhelm I. und sein Kanzler Bismarck regieren ein Reich der Gegensätze. Katholiken und Protestanten müssen innerhalb der neuen Grenzen auf einen Nenner kommen, die Politiker der jungen parlamentarischen Monarchie sich entscheiden, wie sie zu ihren europäischen Nachbarn, allen voran England und Frankreich, stehen wollen, denn diese betrachten ein geeintes Deutschland von Beginn an als gewaltige Gefahr. Das Deutsche Kaiserreich befiehlt bald über eine stolze Armee und entwickelt sich langsam, aber sicher von einem Agrar- zu einem Industriestaat. Die gesellschaftliche Kluft zwischen Ober- und Unterschicht – den Adligen und dem Großbürgertum auf der einen Seite, den Handwerkern, Bauern und Lohnarbeitern auf der anderen – bleibt indes weiterhin bestehen.

Ferdinand Sauerbruch wächst in die noch schmale bürgerliche Mittelschicht aus mittleren Beamten, Angestellten und Händlern hinein. Sein Vater ist leitender Angestellter einer Tuchweberei und ganz vom Zeitgeist des wissenschaftlichen Aufschwungs geprägt. Auch er müht sich, voller Tatendrang seinen Teil zur Blüte der neuen Nation beizusteuern. Sein Ziel: als großer deutscher Erfinder in die Geschichte einzugehen. Dafür tüftelt der Textilmacher wie versessen an der Entwicklung eines neuartigen Webstuhls. Doch bevor er etwas Vorzeigbares präsentieren kann, sucht ihn eine schwere Tuberkulose heim. Er stirbt 1877 und hinterlässt Witwe und Waise unverschuldet, aber arm. Mutter Helene zieht mit ihrem Kleinkind zurück in ihr Elternhaus ins bergische Elberfeld. Ihr Vater, der pensionierte und wohlhabende Schustermeister Friedrich Hammerschmidt, nimmt sich der Versorgung der beiden an und belebt dafür noch einmal seinen alten Betrieb. Zur Freude der betuchten Damen der Stadt, die viel auf die Marke Hammerschmidt geben.

Während der Großvater in der Werkstatt die Arbeitsabläufe der Handwerker koordiniert, helfen Mutter und Tante Mathilde im Verkaufsgeschäft. Abwechselnd kümmern sie sich um die

Erziehung des kleinen Ferdinand, zu der ebenfalls der Großvater nach Feierabend beiträgt. Gezielt versucht er schon früh, die handwerklichen Geschicke seines Enkels auszuprägen. Indem er ihm das Trompetespielen beibringt, fördert er die unverkennbar vorhandene musikalische Begabung Ferdinands, dem er regelmäßig vorliest und viele Bücher nahebringt. Der Enkel schwärmt von Wilhelm Busch, zeigt beim Spielen mit seinem Vetter Fantasie und einen unbändigen Wissensdurst. In der örtlichen Volksschule gehört er von Beginn an zu den besten Schülern, und auch der Unterricht auf dem Gymnasium, das er ab 1885 besucht, bereitet ihm zunächst keinerlei Schwierigkeiten. Doch als sein Vorbild, der Großvater, stirbt, fällt der Junge in ein tiefes Loch, kommt in der Schule nicht mehr zurecht, wird ständig von Krankheiten geplagt und muss eine Klasse wiederholen.

Was seine Mutter nicht vermag, schafft der Kaiser. Wie so viele lässt sich der junge Sauerbruch vom nationalistischen und militaristischen Wilhelm II., der 1888 sein Amt angetreten hat, fesseln und motivieren. Der Monarch verlangt einen »Platz an der Sonne für Deutschland«. Das entfacht frischen Mut in Sauerbruch, der fortan der Parole des neuen Staatsoberhauptes treu folgen will, die besagt, dass ein Deutscher nur mit Kampf und Fleiß seine Daseinsberechtigung behaupten könne. Von den Reichsstraßen aus rufen sie es bis in die hinterletzte Gasse: »Der Deutsche und seine Kultur sind allen anderen überlegen! Es lebe der Kaiser!«

Soldat der kaiserlichen Armee zu werden wird der Traum fast jedes Kindes. Wilhelm II. rüstet massiv auf, und auch Sauerbruch sammelt seine Kräfte. Sein Wunsch, eine Offizierslaufbahn einzuschlagen, verhilft ihm zu altem Fleiß in der Schule und beschert ihm im Jahre 1895 die Hochschulreife.

Studium und erste Praxis

Das Abitur ist gerade geschafft, da offenbart Sauerbruchs Mutter ihrem Sohn, dass sie nicht genug Geld habe, um ihm die Ausbildung an der Offiziersschule zu finanzieren. Ihr Junge klagt nicht lange. Voller Eifer zieht er 1895 nach Marburg und nimmt ein Studium auf. Nach ein paar abgelegten Semestern in Naturwissenschaften entdeckt er seine Leidenschaft für die Medizin und wechselt das Studienfach. Er engagiert sich in der Studentenbewegung *Nibelungia*, die er aber wenige Monate später wegen »ungebührlichen Verhaltens« wieder verlassen muss. Zeitweise studiert er auch in Göttingen und Jena sowie in Leipzig, wo er sich zwei weitere Männer mit dem Vornamen des Kaisers zu Vorbildern macht: den Psychologen Wilhelm Wundt und den Anatomen Wilhelm His. Beide Professoren erkennen das Talent des jungen aufstrebenden Medizinstudenten. His greift ihm deswegen sogar öfters finanziell unter die Arme.

Sauerbruch schließt sein Studium 1901 mit dem Staatsexamen ab und lässt sich zunächst als Landarzt in Thüringen nieder. Mit seinem ersten selbstverdienten Geld unterstützt er Mutter und Tante in Elberfeld, die in der Zwischenzeit das Geschäft aufgegeben haben.

In der Laufbahn des jungen Mediziners folgen erste Stellen als Assistenzarzt am Diakonissenkrankenhaus in Kassel, am Städtischen Krankenhaus in Erfurt und am Pathologischen Institut in Berlin. 1902 legt er seine Promotion im Themenbereich der Verstoffwechselung von Kalk und Phosphorsäure bei kindlicher Knochenerweichung ab und veröffentlicht erste wissenschaftliche Artikel in Fachmagazinen, unter anderem in den von Johannes von Mikulicz-Radecki redigierten *Mitteilungen aus den Grenzgebieten der Medizin und Chirurgie*. Schwer angetan von der wissenschaftlichen Genauigkeit des Autors, meldet dieser sich bei Sauerbruch und bietet ihm eine Volontariatsstelle an seiner Chirurgischen Universitätsklinik in Breslau an. Sauerbruch zögert nicht, bei diesem international hoch angesehenen Pionier der Chirurgie zu lernen. Deutschland hat sich indes zur führenden Wissenschaftsnation entwickelt.

Durchbruch unter Druck

Unter Mikulicz gelingt Sauerbruch der entscheidende Kunstgriff, der seine herausragende medizinische Karriere begründen wird. Sein neuer Chef überträgt ihm die Leitung der Brustkorbchirurgie, die zu diesem Zeitpunkt in den Kinderschuhen steckt, aus dem einfachen Grund, weil es bisher keinem Arzt gelungen ist, den Brustkorb so lange zu öffnen, dass man hier hätte operieren können. Die Lunge kollabiert innerhalb von Minuten durch den fehlenden Druckausgleich. Sobald ein Patient ein Leiden an Herz, Lunge oder unterer Speiseröhre zu beklagen hat, das nicht medikamentös behandelt werden kann, müssen ihn die Ärzte aufgeben.

Mikulicz spornt seinen Schüler an. Immer wieder hält er ihm die Notwendigkeit dieses Teilfeldes der Chirurgie vor: »Hunderttausende von Menschen gehen an Lungentuberkulose zugrunde, nur weil man den Brustkorb nicht operieren kann.«[41]

Sauerbruch hat darunter gelitten, dass sein Vater an dieser inoperablen, hoch ansteckenden Krankheit verstorben ist, denn eine Vaterfigur hat ihm in seinem bisherigen Leben schmerzlich gefehlt. Wie einst sein Vater versessen an seinem modernen Webstuhl gearbeitet hat, so tut dies nun sein Sohn an einem Glaszylinder, den er als eine Art Unterdruckkammer um den Brustkorb eines Patienten schließen will, sodass die Lunge nicht mehr in

Erste Sauerbruch'sche Unterdruckkammer mit Hund

sich zusammenfällt. Er verdichtet die drei für die Arme des Ope-
rateurs und den Kopf des Patienten eingesägten Löcher des
Glasapparates mit Gummi, installiert Schläuche zum Absaugen
der Luft, um einen Unterdruck in der Kammer erzeugen zu können, sowie ein Gerät zur Messung des Luftdrucks. Bevor er seine
Erfindung am Menschen erproben kann, muss Sauerbruch die
Methode an einer anderen Spezies testen.

Es fällt dem großen Tierliebhaber schwer, ein Versuchstier aus-
zuwählen. Er schreibt: »Wir wählten ›Cäsar‹ aus, einen mittelgro-
ßen, freundlichen Hund […]. Er gehörte keiner Rasse an, war
wenig behaart und von sanfter Gemütsart.«[42]

Der Hund wird betäubt und in den Glaszylinder gelegt; Sauerbruch steckt seine Hände durch die Öffnungen.

*Ich legte vorsichtig einen Schnitt bis auf die Rippen, dann
stellten wir den Unterdruck her […] Graurosa lag die Lunge
vor mir, im Takt der Atmung hin und her gleitend, nach
einiger Zeit – kein Zweifel am Gelingen des Experimentes*

blieb mehr – vernähte ich Cäsars Wunde, nahm die Arme aus
dem Kasten. Dann befreiten wir den Hund aus seiner Lage
und legten ihn auf die Matte. Mir klopfte das Herz, Schweiß
lag auf meiner Stirn, denn ich wußte jetzt, daß mir da etwas
geglückt war, das sich zum Wohle vieler kranker Menschen
auswirken würde.[43]

An eine Freundin schreibt Sauerbruch am selben Tag im Übermut des Erfolges eine Postkarte und lässt seiner Freude freien Lauf: »Er lebt, er liebt, er frißt, er säuft.«[44]

Nun gilt es, Mikulicz über die gelungene OP am Hund in Kenntnis zu setzen und die Methode vorzuführen. Der kann nicht glauben, was ihm sein Schüler berichtet, und wie zu dessen Bestätigung stirbt sogleich das zur nächsten Operation vorgesehene Kaninchen vor den Augen des Chefs. Die Männer sollen so heftig gestritten haben, dass Sauerbruchs Volontärsstelle in Gefahr gerät und er sogar kurzfristig entlassen wird. Doch Mikulicz gibt auf Bitten seines Schülers nach und stellt ihm ein Labor zur Verfügung, in dem er Zeit haben soll, seine Apparatur zu perfektionieren.

Sauerbruch verzichtet auf den Zylinder und entwickelt einen Glasraum, in dessen Innerem ein Unterdruck hergestellt werden kann, der groß genug ist, dass Patient und Operateur hineinpassen. Dreizehn Hunde operiert er darin, alle überleben den Eingriff ohne Folgeschäden. Mikulicz macht Freudensprünge und bedeutet seinem Schützling, die Erfindung beim nächsten Kongress der Deutschen Gesellschaft für Chirurgie vorzustellen. Dort behauptet Sauerbruch vor einem Saal voller Skeptiker, man könne gefahrlos einen Menschen in seiner Kammer unters Messer legen. In der Folge baut er einen weiteren, noch breiteren Operationsraum, insgesamt 14 Quadratmeter groß, mit Beleuchtung und Telefonverbindung nach außen. In der Klinik haben Ärzte schon eine unheilbar an Speiseröhrenkrebs erkrankte Frau überzeugt, den Versuch einer Operation in der Kammer zu wagen.

Techniker stellen die Unterdruckkammer im Auditorium der Klinik auf. Alle abkömmlichen Ärzte des Krankenhauses belegen jene verbleibenden Sitze im Saal, die nicht von faszinierten und tuschelnden Studenten besetzt sind. Ein junger Mediziner fährt die Patientin auf einer Trage in den Glaskasten. Sie wird für die OP vorbereitet, ihr Kopf durch eine mit Gummi abgedichtete Öffnung nach außen gelegt, wo sie von einem Anästhesisten betäubt wird. Sauerbruch begibt sich zu seinem Assistenten in die Unterdruckkammer, dann folgt Mikulicz, der die Operation durchführen soll. Er greift zum Skalpell und schneidet.

Sauerbruch schwitzt, obwohl es nicht heiß ist im Raum. Nervös fällt sein Blick auf die Messapparate. Der Luftdruck sinkt ab, doch dann plötzlich, so schreibt er »... starrte [ich] in die sich weitenden Augen der Zuschauer, blickte zurück auf meinen Manometer und sah hilflos zu, wie der Unterdruck entwich, begriff, daß die Kammer sich mit normaler Atmosphäre füllte, wußte, daß die Brust der Kranken geöffnet war, ahnte Fürchterliches [...]⁴⁵

Die Patientin verstirbt umgehend, der Fehler kann nicht gefunden werden. Doch keiner will jetzt aufgeben. Die am Projekt beteiligten Techniker tauschen sämtliche Instrumente in der Hoffnung auf Besserung aus. Wenige Wochen später wagen die Chirurgen einen neuen Versuch. Sie operieren in der Druckkammer den Tumor aus der Lunge einer weiteren Frau. Sie überlebt und kann zehn Tage später gesund aus der Klinik entlassen werden. Auch bei den folgenden sechzehn Eingriffen an Lungen und Speiseröhren ausgewählter Patienten kommt es zu keinen Komplikationen mehr. Sauerbruchs Verfahren funktioniert. Seine Entdeckung

Funktionstüchtige Operationskammer mit Mensch

avanciert innerhalb von Tagen zur Sensation. Journalisten aus der ganzen Welt interviewen den neuen, erst 28 Jahre alten Star der modernen Medizin.

Mikulicz bleibt es nicht vergönnt, den Erfolg seines Kollegen und inzwischen engen Freundes, dessen Promotion im Bereich der Speiseröhren-Chirurgie er ihm 1905 abgenommen hat, länger zu genießen. Er stirbt plötzlich an einem nicht operablen Tumor in seinem Oberbauch.

Sauerbruch leidet schwer unter dem Verlust und fühlt sich in Breslau nicht mehr wohl. Er nimmt eine Oberarztstelle in einem Greifswalder Klinikum an, vermisst hier aber schon bald das Leben der Großstadt und die Nähe zu wissenschaftlichen Einrichtungen. So folgt er 1907 dem Angebot des Chirurgen Paul Leopold Friedrich, an die Universitätsklinik Marburg zu wechseln und die dort ansässige Poliklinik zu leiten. Hier forscht er an neuen Möglichkeiten der Organtransplantation.

Am 3. Januar 1908 heiratet Sauerbruch seine erste Frau Adeline »Ada« Schulz – eine Tochter des Pharmakologen Hugo Schulz. Kurz darauf erhält er die Berufung zum ordentlichen Professor und Leiter der Chirurgischen Universitätsklinik Zürich. Unter ihm mausert sich die Klinik zu einer europäischen Hochburg der Thorax-Chirurgie. Für Lungenkranke wird er zur großen, oftmals letzten Hoffnung. Wohlhabende Privatpatienten lassen sich exklusiv in der in seinem Haus eingerichteten Praxis behandeln. Privates Glück kommt hinzu. 1910 erblickt sein erster Sohn Hans das Licht der Welt, es folgen Friedrich 1911 und Peter 1913 sowie später Nesthäkchen und einzige Tochter Marilen (1917).

Sauerbruch setzt in der Schweiz Meilensteine in der Behandlung der Lungentuberkulose, hat daher kaum Zeit, seine Kinder kennenzulernen. Er arbeitet tagsüber in der Klinik, nachts zu Hause. Er reist als einer der gefragtesten Referenten auf internationale Chirurgenkongresse und Fachtagungen.

Was der Familie verwehrt bleibt, das zahlt sich bei seinen Patienten aus. Vor wenigen Jahren sind Lungentuberkulose-Erkrankte dem sicheren Tode geweiht und durch die aggressive Ansteckungsform ihrer Krankheit ein Risiko für die Umwelt gewesen. Sauerbruch gelingt es, 40 Prozent dieser Patienten komplett zu heilen und bei weiteren 30 Prozent zumindest die Leiden deutlich zu senken.

Im Großen Krieg

Das Wettrüsten der europäischen Mächte entlädt sich nach der Kriegserklärung Österreich-Ungarns an Serbien am 28. Juli 1914, nachdem der serbische Nationalist Gavrilo Princip den österreichischen Thronfolger Erzherzog Franz Ferdinand und seine

Gemahlin Sophie Chotek von Chotkowa und Wognin am 28. Juni in Sarajevo erschossen hat. Die europäischen Führer haben aus Angst um den Verlust ihrer jeweiligen wirtschaftlichen und machtpolitischen Einflüsse im wahrsten Sinnen des Wortes ihre Völker aufgestachelt, scharfgemacht und hetzen sie nun gegeneinander. Sie haben nicht nur barbarische neue Waffen hergestellt, sondern vor allem in ihren Ländern einen Nationalismus und eine gegenseitige Verachtung erzeugt, die letztendlich über 17 Millionen Menschen das Leben kosten sollte.

Zunächst ist es eine Art Pflichtgefühl, das die Deutschen verspüren, um gegen Franzosen, Engländer und Russen in den Krieg zu ziehen. Man will das gerade erst zusammengewachsene Reich schützen und verteidigen, koste dies auch das eigene Leben.

So ist es nicht erstaunlich, dass sich auch Sauerbruch in seinem Patriotismus berufen fühlt, dem Vaterland beizustehen. Er meldet sich kurz nach Kriegsbeginn freiwillig zum militärischen Dienst, obwohl er das in seinem 40. Lebensjahr nicht müsste.

Die Franzosen haben das Elsass besetzt, als Sauerbruch in Funktion eines *Beratenden Chirurgen* des XV. Armeekorps in die Schlacht in Lothringen zieht, mitten hinein in die Vogesen, die von Soldaten beider Seiten schnell den Namen »Todesberge« oder »Menschenfresser« erhalten.

Sauerbruch schlittert direkt an die Front. Aus den Schützengräben und Bunkeranlagen rattern unaufhörlich die Maschinengewehre. Die ohrenbetäubenden Angst- und Schmerzensschreie der Soldaten, die sich direkt in den steilen Schlammwüsten gegenüberstehen, werden nur unterbrochen durch das Zischen der Gewehrkugeln. Sauerbruch, dessen Uniform mit Blut und Dreck besudelt ist, sieht Männer vor sich, die sich mit Spaten und Gewehrkolben gegenseitig die Schädel einschlagen, wie Tiere auf einander losgehen, Hass und Entsetzen in ihren Augen. Zerfetzte

Leiber hängen in Stacheldrahtzäunen. Granatwerfer krachen, Körper werden auseinandergesprengt, Gliedmaßen fliegen durch die Luft. Ein Bild, das ihn nicht wieder loslassen wird. Im Lazarett verzweifelt er, denn ihm wird bewusst, dass er nie so wenig zu helfen vermocht hat wie hier, in dieser Hölle auf Erden. Es ist ein Kommen und Sterben im Minutentakt.

Über seine Zeit an der Front schreibt er:

> *Der Arzt ist gewohnt zu helfen [...] Es ist schmerzlich, jungen Leuten Gliedmaßen wegnehmen zu müssen, ohne ihnen einen einigermaßen ausgleichenden Ersatz geben zu können. Es ist schmerzlich, so viele sterben zu sehen, ohne daß ihnen die Kunst anders zu verhelfen vermag, als ihnen das Sterben zu erleichtern.*[46]

Trotz seines Nationalgefühls und seiner unermüdlichen Bereitschaft, die Wunden jener wenigen Soldaten zu versorgen, die eine Chance haben, muss Sauerbruch es als Erleichterung empfunden haben, aus diesem Martyrium herauszukommen. Die neutrale Schweiz drängt auf die Rückkehr ihres wichtigsten Arztes und erwirkt nach einem Jahr bei der deutschen Regierung seine Beurlaubung vom Armeedienst.

Sauerbruch kehrt nach Zürich zurück, doch die unerträglichen Bilder aus dem Krieg lassen ihn nicht los. Er vermag sich kaum mehr auf die Thorax-Chirurgie zu konzentrieren. Er fühlt sich seinem Land verpflichtet in dieser schrecklichen Zeit. Die Vorstellung, dass Hunderttausende junge Männer verkrüppelt nach Hause kommen würden, macht ihn schier wahnsinnig. Und so widmet er all seine Kraft der plastischen Chirurgie, liest Bücher, trifft sich mit führenden Experten aus der ganzen Welt. Sein Ziel, das er

Junger Soldat mit Sauerbruch-Arm

entschlossen verfolgt: die Wiederherstellung von abgetrennten Gliedmaßen durch die Entwicklung einer Prothese, welche die normalen Bewegungen von Armen und Beinen nachahmen kann. Unter der Voraussetzung, dass er seinem regulären Dienst nachkomme, erlaubt die Züricher Klinikleitung Sauerbruch die »Freizeitbeschäftigung« in einem Lazarett in Singen an der deutsch-schweizerischen Grenze, in das verletzte Soldaten eingewiesen werden. Der Nobelpreisträger Theodor Kocher hat diesen Ort als eine »Oase in der Wüste der Vernichtung« bezeichnet.

Sauerbruch schläft kaum, trinkt literweise Kaffee. Er ist fast am Ende seiner Kräfte, als sich sein hartnäckiges theoretisches und praktisches Studium auszahlt. Ihm gelingt die Entwicklung jeweils einer Unterarm- und einer Oberarmprothese, die er so mit den verbliebenen intakten Muskeln des Armstumpfs verbinden kann, dass eine willkürliche Muskelanspannung des Trägers ausreicht, um die Finger der hölzernen Prothese, die man fortan *Sauerbruch-Arm* nennen wird, bewegen zu können. Ein weiterer Meilenstein in der Amputationstechnik wird ihm wenig später mit der sogenannten *Umkippplastik* (oder auch *Sauerbruch-Bein*) gelingen. Das Prinzip dahinter: Nach operativer Entfernung eines zerstörten Oberschenkels kippt Sauerbruch den gesunden Unterschenkel des Patienten um und setzt ihn als neuen Oberschenkel in seine Hüftgelenke ein. So muss bei einer entsprechenden Verletzung nicht mehr ein ganzes Bein abgenommen werden.

Durch seine Erfahrungen an der Front wird Sauerbruchs Denken zunehmend politischer. Zwar kritisiert er die Macht- und Expansionsgelüste der beteiligten Nationen, verurteilt Kriegsverbrechen und appelliert an Vernunft und Frieden, doch sich aufzulehnen, zu intervenieren oder gar die deutsche Seite infrage zu stellen, das wagt er nicht. Im Herzen und mit dem Verstand ist er Pazifist, aber seine Loyalität zum Vaterland hat für ihn in dieser Epoche, in der jeder gezwungen ist, sich zu positionieren, um Halt, Glauben und Hoffnung nicht zu verlieren, uneingeschränkte Priorität.

Möglicherweise bringen Kriege eine solche Gewichtung im Denken der Beteiligten mit sich, machen diese erst möglich und ziehen sie in die Länge. Das Gefühl, der Heimat dienen zu können, mag sicher ein nicht unbedeutender Grund gewesen sein, warum sich Sauerbruch im Sommer 1918 dafür entscheidet, die Schweiz zu verlassen und den Lehrstuhl für Chirurgie an der Universität München anzunehmen.

Hier erfährt er am 29. September 1918 von der Forderung der Obersten Heeresleitung an die Reichsregierung, sofort Waffenstillstandsverhandlungen mit den Alliierten einzuleiten. Das deutsche Volk trifft dieser Schritt völlig unerwartet, denn es hat bis dahin stets vernommen, dass der Sieg kurz bevorstünde. Für die kämpfenden Soldaten ist zu diesem Zeitpunkt eine Niederlage undenkbar. Man hofft auf einen fairen Verständigungsfrieden.

Kaiser Wilhelm II. will sich selbst aus der Verantwortung ziehen und größtmöglichen Schaden verhindern. Während an den Fronten noch erbittert weitergekämpft wird, beruft er ein Parlament ein, das die Bedingungen einer Kapitulation mit den Alliierten aushandeln soll. Der neue Kanzler Prinz Max von Baden, ein Cousin des Kaisers, nimmt Gespräche mit dem amerikanischen Präsidenten Woodrow Wilson auf, der daraufhin fordert, dass die deutsche Armee unverzüglich alle Waffen abzugeben und Wilhelm abzudanken hat.

Sauerbruch hat kaum Zeit, sich darüber Gedanken zu machen, denn schon ist er als Mediziner wieder voll eingespannt. Als wären nicht bereits genug Menschen gestorben, befallen die durch extreme Hungersnöte geschwächten Deutschen nun Seuchen. Hunderttausende erkranken an Tuberkulose, Typhus und Ruhr – nur die Vorläufer der sich ebenfalls im Jahre 1918 über Europa ausbreitenden *Spanischen Grippe*, an der bis 1920 noch einmal etwa 30 Millionen Menschen sterben.

Blutbäder in München

Für die Oberste Heeresleitung unter General Erich Ludendorff ist Wilsons Kapitulationsplan nicht annehmbar. Also doch weiterkämpfen! Die Marineleitung befiehlt einen Angriff auf die englische Flotte, doch die deutschen Matrosen merken, dass sie für ein Himmelfahrtskommando herhalten sollen, das dem Kaiser höchstens ein wenig Zeit verschafft. Sie verweigern den Befehl und sabotieren die eigenen Schiffe. In Kiel kommt es zum Matrosenaufstand, dem sich Soldaten und Industriearbeiter im ganzen Land anschließen. Sie finden sich zu sogenannten Arbeiter- und Soldatenräten zusammen und streben eine sozialistische Republik nach russischem Vorbild an. Ein Graus für Konservative, Monarchisten und Demokraten. Schnell kommt es zu bürgerkriegsähnlichen Zuständen auf den Straßen.

Alles gerät durcheinander. Der Revolutionär und USPD-Politiker Kurt Eisner ruft am 8. November 1918 den Freistaat Bayern aus und wird vom Arbeiter- und Soldatenrat zum Ministerpräsidenten gewählt. Einen Tag später ruft der SPD-Politiker Philipp Scheidemann vom Balkon des Reichstags in Berlin die *Deutsche Republik* aus, die dem Blutvergießen ein Ende machen und die von Friedrich Ebert angeführt werden soll. Doch auch in Berlin sind die Sozialisten nicht einverstanden. Wenige Stunden nach Scheidemann deklariert Karl Liebknecht, der Führer des Spartakusbundes, seinerseits die *Freie sozialistische Republik*. Überall sind die Strukturen gespalten. Der Wunsch nach einer parlamentarischen Demokratie steht dem einer kommunistischen Räteherrschaft gegenüber. Die neu gegründete KPD unter Liebknecht und Rosa Luxemburg versucht, Eberts Regierung mit Waffengewalt zu stürzen. Doch diese greift auf die sogenannten Freikorps-Verbände zurück, private Armeen, die sich aus der ehemaligen Reichswehr rekrutieren. Während die deutsche Monarchie endgültig am Ende ist, Kaiser Wilhelm II. ins holländische Exil flüchtet und spätestens am 11. November 1918 mit dem Waffenstillstandsabkommen von Compiègne und dem

Abbruch aller Kampfhandlungen der Erste Weltkrieg beendet ist, hassen und bekriegen sich die Deutschen nun wieder untereinander.

Sauerbruch notiert: »Mir hat es weh getan, wie wohl jedem national gesinnten Mann, als im November 1918 und in den folgenden Wochen alles zusammenstürzte, von dem man früher geglaubt hatte, es werde noch Jahrhunderte leben.«[47]

Der Chirurg will nach dem Zusammenbruch des Kaiserreiches mit Politik nichts zu tun haben, sich nicht innerdeutsch positionieren und spalten lassen, sondern Menschen in Not helfen, wie auch immer sie in ihren Vorstellungen und Anschauungen gesinnt sind. Er sieht sich als Arzt:

Mit den neuen Leuten vom November 1918 habe ich wenig zu tun gehabt; sie waren nicht meine Patienten, und ich ging nicht in ihre Versammlungen. [...] Ein Arzt, wenn er seine Pflicht tut und dem leidenden Menschen hilft, müßte sich frei halten von unmittelbarer politischer Tätigkeit.[48]

Zu den verheerendsten Spannungen kommt es nach der *Novemberrevolution* in München, wo Sauerbruch selbst mehrfach zwischen die Fronten gerät.

In Erwartung eines Friedensvertrages mit den Siegermächten händigt Eisner diesen die vertraulichen Gesandtschaftsberichte der bayerischen Regierung aus und macht sich damit zum Feind für die von Ebert geführte, aber noch kaum handlungsfähige deutsche Regierung.

Eisner regiert nur 100 Tage. Am 21. Februar 1919 wird er von Leutnant Anton Graf von Arco auf Valley aus nächster Nähe erschossen. Von den einen als Märtyrer gefeiert, wird er von den anderen als Verräter gebrandmarkt. Eisners Leibwächter nehmen umgehend Rache und schießen auf den Attentäter, dessen Leben Sauerbruch in der Münchner Klinik in einer Notoperation in letzter Sekunde retten kann. »Blutiger Schaum stand vor seinem Mund, als wir ihn auf dem Operationstisch hatten«[49], schreibt Sauerbruch. Schwestern und Pfleger zeigen sich entsetzt, als sie sehen, wie ihr Chef den schwerverwundeten Attentäter an den Beinen an der Decke aufhängt. Doch Sauerbruch erkennt in dieser ungewöhnlichen Maßnahme die einzige Möglichkeit, sein Leben zu retten. »Seine Atemwege konnten sich von Blut befreien, und er begann ganz unbeschwert zu atmen.«[50]

Sauerbruch ordnet an, dass Arco im Dachgeschoss versteckt werde, denn die Sozialisten verlangen seinen Kopf.

Fortwährend kamen verdächtige Telefonanrufe (...)
Irgendwelche Arbeiter- und Soldatenräte, [...], verlangten
Einlaß in die Klinik, lärmten herum und forderten die
Herausgabe Arcos. Bei mir stand von vornherein fest,
daß ich freiwillig Arco niemals herausgeben würde.
Er war mein Patient geworden, stand unter meinem
ärztlichen Schutz [...].[51]

Immer mehr aufgebrachte Sozialisten stürmen in die Klinik, um nach Arco zu suchen. Sauerbruch führt unter vorgehaltener Maschinenpistole ein paar Anführer zum Bett seines versteckten Patienten, bedeutet ihnen, dass dieser nur noch wenige Stunden zu leben habe. Bei dem Anblick des leichenblassen und reglosen Mannes sind die Revolutionäre überzeugt. Doch sie lassen keinen Zweifel daran, dass Sauerbruch sich für die Verarztung und das Verstecken Arcos wird verantworten müssen, ob dieser sterben sollte oder nicht.

Unterdessen übernimmt Ernst Toller die Nachfolge Eisners als Vorsitzender der bayrischen USPD und ruft am 7. April 1919 zusammen mit anderen die Münchner Räterepublik aus. Um gegen die aufgebrachten republikanischen Freikorps gerüstet zu sein, verfügt der revolutionäre Zentralrat den schnellen Aufbau einer *Roten Armee Deutschland*, die München verteidigen soll.

Sauerbruch wird von einer Kommission der »Rotgardisten« überwacht, welche die Rechtsprechung über Arco in Gang gesetzt hat. Man teilt dem Chirurgen schließlich mit, dass er in Abwesenheit von der Regierung zum Tode verurteilt worden ist. Man solle ihnen den Attentäter überlassen. Sauerbruch weigert sich, deshalb wird er selbst von den Männern verhaftet und landet in einem Kommandaturgefängnis, wo er vor ein Revolutionsgericht gestellt wird, das ihn zum Tode durch Erschießen verurteilt. In Sauerbruchs Erinnerung kommt am Tag der geplanten Hinrichtung ein junger russischer Soldat in seine Zelle, mustert ihn in seinem Chirurgenkittel, den er immer noch trägt, und ruft dann freudig: »Du gutes Sauerbrucha, du gut in Zürich zu armes nihilistisches Student!« Offenbar ist dieser Mann ein ehemaliger Student Sauerbruchs. »Du gutes Sauerbrucha! In Zürich zu dir kommen und sagen, arme alte kranke Mutter, jetzt ganz krank, nix Geld, überhaupt kein Geld! Du gutes Sauerbrucha kommen und Mutter gesund machen.«[52]

Sauerbruch erinnert sich vage. Der Mann holt ihn eine Viertelstunde vor der angesetzten Hinrichtung aus der Zelle, fährt ihn mit dem Wagen weg und rettet ihm das Leben. Er solle sich keine Sorgen machen, er habe einen Freispruch erwirkt.

Auch Arco wird befreit. Ein Kollege Sauerbruchs kann ihn unter einem Vorwand aus dem Gefängnis holen und verstecken. In der Stadt beginnt unterdessen ein blutiger Kampf. Sauerbruchs Sohn Peter – damals fünf Jahre alt – erinnert sich:

Unser Haus lag im Streubereich heftigen Artilleriebeschusses.
Eine Seite des Hauses wurde durch eine Granate aufgerissen,
wir saßen im Keller. Im Frühjahr 1919 entging mein
Vater, der tagelang in seiner Klinik die Verwundeten beider
Seiten versorgte, mit knapper Not dem Todesurteil der
Räteregierung.[53]

Unter Führung Franz Ritter von Epps fällt das preußische Freikorps zusammen mit weiteren versprengten Einheiten der Reichswehr in München ein, bezwingt die »Deutschen Rotarmisten«
und stürzt die sozialistische Republik. Tausende Mitglieder der
Räterepublik werden liquidiert. Doch einen ihrer führenden
Köpfe können die Freikorps-Soldaten nicht finden. Ernst Toller
erfährt Hilfe durch die sozialistische Schauspielerin Tilla Durieux, die sich zur Behandlung in Sauerbruchs Klinik aufhält. Sie
hat einflussreiche Beziehungen, mit denen es ihr gelingt, Toller
über Wochen in verschiedenen Privatwohnungen zu verstecken.
Sie weiht Sauerbruch ein. Der ist sofort bereit, den Koffer Tollers
in seinem Büro unterzustellen und später zu vernichten. Schließlich wird Toller aufgespürt und landet vor dem Volksgericht.
Durieux kann Sauerbruch dazu bewegen, ein gutes Wort für ihren Freund einzulegen. Doch besonders durch den Einsatz des
einflussreichen Soziologen Max Weber fällt das Urteil für Toller
gnädig aus. Statt der geforderten Todesstrafe erhält er eine fünf-
jährige Haftstrafe.
     Die Zeiten in Deutschland bleiben unruhig. Daran ändert die
bald waltende liberale und demokratische *Weimarer Republik*
nichts. Für die Probleme im Land finden die Politiker der verschiedenen Parteien von Anfang an keinen Konsens, die Regierung keine Lösungen. Einen wesentlichen Anteil daran trägt der
am 28. Juni 1919 unterzeichnete *Friedensvertrag von Versailles.*

Die Siegermächte, allen voran die Entente-Mächte Großbritannien, Frankreich und Russland, schieben darin dem Deutschen Reich, das nicht einmal 50 Jahre existiert hat, die alleinige Schuld am Ausbruch des Ersten Weltkrieges zu. Die Wiedergutmachungsforderungen des Versailler Friedensvertrages sind überzogen und von Beginn an unerfüllbar, sodass die weitere Existenz eines geeinten Deutschlands überhaupt infrage stehen muss. Bis 1988 soll die Republik nach den Bestimmungen dessen, was die Deutschen fortan als »Schmach von Versailles« bezeichnen, in Raten über 110 Milliarden Mark Schadensersatz an die Siegerstaaten leisten sowie das Gros ihrer Goldreserven, der Handelsflotte und der Erträge aus Kohle- und Eisenerzförderung abtreten. Die deutsche Wirtschaft soll so auf Dauer stark eingeschränkt bleiben. Die nach der beschlossenen *Verfassung des Deutschen Reiches* vom 11. August 1919 später so bezeichnete *Weimarer Republik* soll auch militärisch klein gehalten werden. Deswegen beschließen die Siegermächte, dass die Landstreitkräfte Deutschlands auf 100 000 Soldaten beschränkt bleiben. Zudem wird das Land gezwungen, alle Kolonien aufzugeben und Elsaß-Lothringen an Frankreich abzutreten. Posen, fast ganz Westpreußen und beträchtliche Teile Oberschlesiens gehen an Polen. Danzig wird darüber hinaus zur Freien Stadt erklärt. Die Folge ist eine regelrechte Massenflucht. Über eine Million Deutsche verlassen ihre alte Heimat und ziehen in das neue Deutschland. Arbeitsplätze und Wohnraum finden sie dort jedoch kaum. Die Stimmung im Land ist auf dem Nullpunkt. Auch Sauerbruch fühlt sich in seinem Nationalstolz gekränkt. Er erkennt für sein Land die Notwendigkeit, sich von den »Fesseln von Versailles« zu befreien, wie es die NSDAP-Politiker seit Gründung der Partei am 24. Februar 1920 im Hofbräuhaus am Platzl in München lauthals auf den Straßen fordern. Ihre Ansichten, nach denen Kommunisten und

Juden Schuld an der Kriegsniederlage und am Zustand Deutschlands trügen, hält Sauerbruch indes für absurd. Den wachsenden Antisemitismus im Land betrachtet er mit großer Sorge, vor allem, weil er zahlreiche jüdische Freunde und Kollegen hat.

Der Chirurg hält in München den zweitbedeutendsten Lehrstuhl Deutschlands, ist infolge seiner Leistungen in der Thorax-Chirurgie, der plastischen Chirurgie und mittlerweile auch in der Herzchirurgie zu einem international bedeutenden und hoch angesehenen Arzt geworden, der Operations- und Vortragsreisen in der ganzen Welt unternimmt. Er veröffentlicht den ersten Teil seines berühmtesten Werkes *Die Chirurgie der Brustorgane,* und zwei Jahre vor dem Ende seiner Regierungszeit am 18. Oktober 1920 verleiht ihm der letzte bayerische König Ludwig III. den Titel »Geheimer Hofrat«.

Begegnungen mit Hitler

Häufig reist Sauerbruch nach Davos, wohin ihn sein Assistent und enger Freund, der jüdische Chirurg Rudolf Nissen, begleitet. Dieser erinnert sich, dass die NSDAP schwer angetan von Sauerbruch gewesen ist. Wegen seiner Hilfe für Arco und den spektakulären »Erfahrungen«, die er mit den Rotgardisten gemacht hat, versuchen die Nazis schon früh, den erfolgreichen Chirurgen als Helden zu inszenieren und für sich zu gewinnen. Adolf Hitler stellt sich ihm persönlich vor. Dem Gespräch im September 1923 zwischen Hitler und seinem Chef wohnt Nissen bei. Als der Vorsitzende der NSDAP versucht, Sauerbruch für eine geplante Revolte zu gewinnen, lehnt der Chirurg dankend ab. Zu Nissen sagt er nach dem kurzen Gespräch, er halte Hitler für einen »halbgebildeten Vorstadtbarbier«.[54]

Hitler wagt den Putsch. Er vertraut der Einschätzung des damaligen Führers der Sturmabteilung Hermann Göring, dass man nicht länger darauf warten könne, demokratisch gewählt zu werden. Das einstige Fliegerass des Ersten Weltkriegs Göring schlägt vor, nach Vorbild von Benito Mussolinis Marsch gegen die italienische Reichsregierung in Rom im Oktober 1922 die Macht zu ergreifen. So marschieren mehrere Tausend SA-Männer unter Führung von Hitler und General Erich Ludendorff am 9. November 1923 gegen die bayerische Landesregierung auf, um in einer ersten Etappe zunächst diese zu übernehmen und danach in Berlin die parlamentarische Demokratie der Weimarer Republik ganz zu stürzen. Am Tag zuvor nannte Hitler im Münchner Bürgerbräukeller den geplanten Putsch einen »Marsch gegen die jüdisch-marxistische Brut in Berlin«, rief die »Nationale Revolution« aus und erklärte die deutsche Reichsregierung für abgesetzt.

Mit ihrer Propaganda finden die Nazis deutschlandweit beachtlichen Zuspruch, denn die Krisen in der Weimarer Republik nehmen kein Ende. Durch Hyperinflation geraten Millionen Menschen in Armut, und die Arbeitslosigkeit steigt rapide an. Die oppositionellen Parteien, allen voran die NSDAP, werfen der Weimarer Regierung vor, diesen Zustand erst durch ihre »Erfüllungspolitik« gegenüber den Siegermächten herbeigeführt zu haben.

Hitlers Putsch scheitert schon bei seinem Marsch durch die Innenstadt. Generalstaatskommissar Gustav von Kahr hat in höchster Eile als Zuhörer im Bürgerbräukeller die Pläne der Nazis verraten und in Bayern stationierte Teile der Reichswehr in Bewegung gesetzt. Die Soldaten verschanzen sich in Seitengassen und setzen einen gewaltigen Kugelhagel ab, den 16 NS-Revolutionäre mit ihrem Leben bezahlen müssen. Auch vier bayerische

Polizisten sterben. Dutzende Menschen werden verletzt, darunter Göring durch einen Beinschuss. Hitler gelingt die Flucht aus dem Chaos.

Nissen schreibt über den Tag: »Der größte Teil [der Verletzten] kam auf meine Station. Die späteren ›Unsterblichen‹ waren nicht zurückhaltend in der Kritik der Flucht des Mannes [Hitler], der sie zu dem Blutbad geführt und feierlich geschworen hatte, daß der Tag der Revolution ihn siegreich oder tot finden werde.«[55]

Auch Ärzte und vor allem die vielen Studenten, die sich zuvor vom Umsturzgedanken der Nationalsozialisten haben anstecken lassen, wenden sich enttäuscht und reumütig ab. Nissen erinnert sich an die spontane Reaktion eines bis zu diesem Tage auf Hitler-Linie stehenden Kollegen:

K.[arl] Gebhardt, der an dem Unternehmen [der Putsch] teilgenommen und sich recht kleinlaut wieder zum Dienst eingefunden hatte, gab ein schönes Beispiel seiner Wendigkeit. Er ging zu Sauerbruch und überzeugte ihn davon, daß er, Sauerbruch, der ›einzige sei, der die irregeführten und verratenen Studenten‹ wieder auf den Pfad der Gesetzmäßigkeit zurückbringen könne.[56]

In einigen Büchern ist fälschlicherweise erwähnt, dass Sauerbruch während des Putsches auch Hitler behandelt hätte; andere Autoren berichten sogar davon, dass Hitler später immer wieder sein Patient gewesen sei. Beides stimmt nicht. Tatsache ist aber, dass Sauerbruch im Nachgang des gescheiterten Putsches seiner Pflicht als Arzt nachgeht und die Verletzten beider Seiten behandelt. So verarztete er auch Nationalsozialisten, und obwohl dies keine politische Unterstützung darstellt, empfindet Hitler Hochachtung und Dankbarkeit. Zehn Jahre später wird Sauerbruch, als er selbst in die Schusslinie der Nazis gerät und nur knapp der Hinrichtung entgeht, seinem Assistenten Adolphe Jung erzählen, was Hitler ihm am Tag des Putsches gesagt hat: »Solange ich lebe, wird dir nichts passieren.« Nach Jungs Einschätzung ist diese Aussage Hitlers mit dafür verantwortlich, dass Sauerbruch es bis zu einem gewissen Grad wagen wird, das Nazi-Regime offen zu kritisieren.

Nach dem gescheiterten Umsturzplan sollte Hitler für ein paar Monate in Vergessenheit geraten, NSDAP und SA werden verboten. Gleichzeitig scheint die Weimarer Republik an Stabilität zu gewinnen. Die sogenannten *Goldenen Zwanziger* zeichnen sich aus durch konsequentes Wirtschaftswachstum. Vor allem amerikanische Unternehmen erkennen, dass in Deutschland eine riesige Kaufkraft vorhanden ist, und leihen deutschen Banken massenweise Geld; damit können sie Großkonzerne finanzieren, die Menschen in Lohn und Arbeit bringen. Das Volkseinkommen steigt, das Geld kann ausgegeben werden, sodass der Handel floriert und das gesellschaftlich-kulturelle Leben seine Genießer findet. Die Deutschen vergessen für ein paar Jahre die Kriegsschrecken, amüsieren sich im Nachtleben der großen Städte bei Jazz und Blues und besuchen Theater- und Kinovorstellungen. Künstler, Schriftsteller und Schauspieler feiern weltweit Erfolge. Die deutsche Filmbranche boomt und hängt sogar Hollywood ab. Von dieser positiven Entwicklung profitiert auch die Charité, in der 1923 ein Institut für Medizinische Kinematografie eingerichtet wird, das sich zur Aufgabe macht, Lehrfilme von laufenden Operationen zu erstellen und an Universitäten im ganzen Land zu verleihen.

Auch für Sauerbruch läuft es beruflich und finanziell besser denn je, aber die Familie leidet unter seiner Arbeitswut. Zeit für seine Frau Ada und seine Kinder kann er kaum aufbringen. Zum

Glück kümmert sich die Mutter mit großem Eifer und voller Hingabe um die Erziehung. An der Begleitung ihres Mannes zu Kongressen oder Feierlichkeiten zeigt sie ohnehin kein Interesse; außerdem leitet sie noch organisatorisch eine kleine Klinik, die ihr Mann für Privatpatienten eingerichtet hat.

Sauerbruchs schier unaufhörlich steigender Ruhm, seine zuvorkommende Persönlichkeit im privaten Umgang, seine Gastfreundschaft, Feierlaune und Großzügigkeit machen Eindruck auf die Damenwelt der *Goldenen Zwanziger,* und Sauerbruch genießt diese Anerkennung seinem Charakter entsprechend in vollen Zügen.

Adolf Hitler soll sich bereits vor dem Putschversuch in Erna Hanfstaengl verliebt haben, eine höchst attraktive, eindrucksvolle und intelligente Dame der Münchner Gesellschaft, die von Dutzenden Männern umworben wird. Es sind Gerüchte umgegangen, dass sich Hitler verlobt habe. Doch in Wahrheit erwidert Erna Hitlers Gefühle nicht, sie fühlt sich zu jemandem anderen hingezogen: dem Chirurgen Sauerbruch, mit dem sie eine viele Jahre andauernde Affäre beginnt. Das entfremdet Sauerbruch mehr und mehr von seiner Frau Ada, doch zum Wohle seiner Kinder dauert es noch sieben Jahre, bis er sich scheiden lässt.

Hitler fühlt sich bald anderen Aufgaben verpflichtet, als bei der Damenwelt Eindruck zu schinden. Während seiner erstaunlich kurzen Haftzeit von nicht mal neun Monaten, die er wegen des Putschversuches am 1. April 1924 in der Gefangenenanstalt Landsberg am Lech hatte antreten müssen, schreibt er auf Anraten seines Mithäftlings und späteren Stellvertreters Rudolf Heß sein Manifest *Mein Kampf*. Nach seiner Entlassung auf Bewährung am 20. Dezember 1924 zeigt er sich fester denn je davon überzeugt, mit seiner Ideologie die Herzen der Massen gewinnen und die Demokratie stürzen zu können. Am 4. Januar 1925 verspricht er dem bayerischen Ministerpräsidenten Heinrich Held, dass er keine weiteren Umsturzpläne im Sinn habe und nur auf legale Weise Politik machen werde. Manche Historiker sprechen aufgrund der zunehmenden Radikalisierung von einer Täuschung. Doch tatsächlich will Hitler von dem Zeitpunkt an mit legalen Mitteln an die Macht kommen.

Das Verbot der NSDAP wird am 16. Februar 1925 aufgehoben, woraufhin sich die Partei schnell wieder neu formiert. Schon während Hitler in Haft gewesen ist, hat er den ehemaligen Reichswehroffizier und Mitputschisten Ernst Röhm gebeten, die SA unter dem Decknamen Frontbann schlagkräftig und nach militärischem Vorbild aufzubauen und instandzuhalten. Nun ist auch sie nicht mehr verboten. Während die Partei sich nach innen zwar radikaler, antisemitischer und militaristischer als zuvor bekennt, präsentiert sie sich nach außen als gemäßigt. Hitler will sich der Sorgen, welche die Menschen vornehmlich umtreiben, annehmen und fährt eine Doppelstrategie. Während seine Parteipolitiker wie der nun aufstrebende Joseph Goebbels sich in ihren Reden den Arbeitern anbiedern und Hitler als den Retter Deutschlands präsentieren, verfolgt die SA auf den Straßen weiterhin die Taktik der Einschüchterung politischer Gegner. Doch die wenigen Menschen, die sich mit Hitlers *Mein Kampf* beschäftigen, merken, wohin der Weg führen soll, ist doch das Buch von Antisemitismus durchdrungen.

Im Sommer 1925 fragt Sauerbruch seinen Schützling Nissen, wann dieser denn die Habilitationsschrift fertig habe. Nissen hat Sorge, dass ihm als Jude eine akademische Laufbahn versagt bleibt, und sucht das Gespräch mit seinem Chef. Er schreibt:

Ich habe keine überzeugtere und schärfere Absage an diese
Goldader dummer und unbegabter Streber, wie er [Sauerbruch]
den Antisemitismus nannte, gesehen. Sein Versprechen,
›wie ein Vater über meinen Werdegang zu wachen‹, hat er,
soweit es menschenmöglich war, erfüllt, Ich habe nie auch
nur die Andeutung antisemitischer Tendenzen bei ihm wahr-
genommen, aber oft genug erlebt, daß er sich ihnen, wenn sie
an ihn herangetragen wurden, mit der Autorität seiner Stellung
widersetzte.[57]

Es wird ein paar Jahre dauern, bis Hitlers große Zeit kommen
wird. Bei denjenigen Menschen, denen das neue Zeitalter Wohlstand bietet, findet er kaum Anklang. Doch trotz wirtschaftlichen
Aufschwungs bleibt die Arbeitslosigkeit hoch. Das Wegbrechen
der Landwirtschaft und die zunehmende Industrialisierung schaffen für die geburtenstarken Jahrgänge Mitte der Zwanziger keine
ausreichenden Beschäftigungsmöglichkeiten. 10 Prozent bleiben
ohne Arbeit und damit höchst unzufrieden. Diese vor allem
jungen Menschen sehen in den radikalen Parteien wie KPD und
NSDAP eine Lösung für ihre Probleme.

DIE CHARITÉ –
VOM PESTHAUS ZUR
MODERNSTEN
DEUTSCHEN KLINIK

Die Geschichte des größten Berliner Krankenhauses, der Charité (lat. caritas: Pflege), ist in erster Linie eine von vielen Millionen einzelnen Geschichten: tragischen, traurigen, unheimlichen, kuriosen, aber auch hoffnungsvollen und heiteren. In der Charité starben Hunderttausende von Menschen, manche laut und qualvoll, die anderen friedlich, still und leise. Hier taten Menschen ihre ersten und ihre letzten Atemzüge. In der Charité sind Ärzte gescheitert und haben erfolgreiche Medizingeschichte geschrieben.

Die Charité war immer ein Zentrum medizinischen Fortschrittes. Die besten deutschen Ärzte haben an diesem Ort der Begegnung und des Abschiedes bahnbrechende Erfindungen und spektakuläre Operationen vollzogen. Seit 300 Jahren ist die Charité ein Knotenpunkt zwischen Wissenschaft, Fürsorge und Pflege, seit jeher spiegelt sie auch Politik und Gesellschaft wider.

Sicherlich hat König Friedrich I. an all das nicht gedacht, als er im Jahre 1710 die Anweisung zur Grundsteinlegung gab. Seine Sorge galt einzig der Pest, die sich in dieser Zeit ihren Weg von Schweden über Polen bahnte und schon Hunderttausende Tote auf ihrem unheilvollen Weg hinterlassen hatte. Sie hatte Danzig erreicht, wütete in Pommern, Mecklenburg und Holstein und schien kurz davor, in die preußische Hauptstadt mit ihren damals etwa 30 000 Einwohnern einzufallen. Wissend um sowohl die Unmöglichkeit, den Schwarzen Tod zu heilen, als auch um die verheerende Ansteckungsgefahr, ließ der Preußenkönig ein Quarantänehaus vor den Mauern Berlins errichten, genauer gesagt nordwestlich des Spandowschen Tores, am nördlichen Spreeufer gelegen. Ein quadratisches Fachwerkhaus, 50 Meter hoch, auf zwei Etagen, mit 200 Betten, hohen Zäunen und kleinen Kanälen, die das Gebäude von der Umgebung abtrennen sollten.

Die Panik in der Bevölkerung verbreitete sich schneller, als gebaut werden konnte. Die Menschen atmeten schon nur noch durch mit Essig getränkte Tücher, wenn sie sich überhaupt vor die Tür wagten. Des einen Leid war des anderen Freud. Nicht nur Apotheker und Ärzte setzten Dutzende von Mittelchen ab, auch Quacksalber und Prediger machten ihre Geschäfte mit der Angst, verkauften Schutzamulette, Brechmittel, Blutegel. Als die ersten Pesttoten in Prenzlau gemeldet worden waren, schlossen die Berliner ihre Märkte und verriegelten die Stadttore. Doch es blieb beim panischen Abwarten. Wie durch ein Wunder machte die Pest Halt vor Berlin, so als habe allein die Anwesenheit des Pesthauses an der Spree sie abgehalten.

Zum Glück für Bettler, Obdachlose und Prostituierte dieser Zeit blieb das recht komfortable Haus stehen, und bevor es nicht genutzt werden konnte, ließ der König jene Bedürftigen dort einziehen. Dass man die Stätte in den nächsten Jahren als das *Spinnhaus an der Spree* bezeichnen würde, hatte allerdings nichts mit dem Geisteszustand der Bewohner zu tun, sondern war dem Umstand geschuldet, dass diese sich, statt Miete zu zahlen, durch Spinnarbeiten revanchieren mussten. Vielleicht aber trug zum Namen doch auch bei, dass hier ab 1730 ein *Theatrum Anatomi-*

cum eröffnet wurde. Anatomen präsentierten an diesem medizinisch wertvollen wie auch makabren Ort die Kunst des Sezierens, erstmals auf Deutsch, nicht mehr auf Latein. Der Hörsaal war für die Bevölkerung offen, welche die Vorstellungen oft zu ihrem Vergnügen als kostenloses Gruselkabinett nutzte.

In den kommenden Jahren diente das Haus auch als preußisches Garnisonslazarett, in dem Feldärzte ihre verwundeten Soldaten operierten, sowie als Entbindungshaus, in dem Hebammen Schwangeren halfen, ein uneheliches Kind zur Welt zu bringen.

»... es soll das Haus die Charité heißen« notierte am 14. Januar 1727 der Soldatenkönig Friedrich Wilhelm I., nachdem ihn der Stadt- und Amtschirurg Christian Habermaass überzeugt hatte, das *Spinnhaus an der Spree* zu einer auf moderner Wissenschaft fußenden Heil- und Pflegeanstalt umzufunktionieren. Als ersten Direktor des Hauses benannte der König seinen Leibarzt Johann Theodor Eller. Zwar lebten die Mittellosen und Prostituierten weiter im Gebäude und auch Soldaten wurden weiterhin operiert, doch sollten auf Wunsch des Königs ebenfalls bürgerliche Patienten behandelt werden, jedoch von den übrigen Bewohnern abgetrennt untergebracht. Zunächst kamen Kranke nur aus der unteren Schicht der Berliner Bevölkerung, meist mit Grippe, Krätze und Geschlechtskrankheiten. Die Einwohnerzahl Berlins hatte sich seit Bau des Pesthauses verdoppelt, somit musste die Anzahl der Betten auf 400 angehoben werden. Zudem erhielt die Charité einen großräumigen Speisesaal ebenso wie eine Bäckerei und eine Brauerei.

Neben ihrer Funktion als Armen- und Prostituiertenhaus, Feldlazarett und zivilem Krankenhaus oblag der Charité die Aufgabe, auszubilden. In der Lehranstalt sollten Ärzte verschiedener Disziplinen und Pflegeberufe nach den Richtlinien des *Preußischen*

Medizinaledikts geschult werden. Sie alle leisteten überzeugende praktische Arbeit, sodass immer mehr Kranke kamen und das Multifunktionshaus bald die Grenze seiner Aufnahmekapazitäten erreichte. Der neue preußische Regent Friedrich II., der seit 1740 im Amt war, interessierte sich kaum für die Medizin. Die ganze Leidenschaft des *Alten Fritz* galt privat der französischen Kultur. In seinem Schloss Sanssouci philosophierte und musizierte er mit ausländischen Gelehrten. Die Staatsfinanzen pumpte er vornehmlich in den Ausbau der Armee. Jahrelang klagten die Ärzte der Charité über die immer schlechter werdenden Zustände, wiesen auf Material- und Personalmängel hin, appellierten daran, dass die Medizin sich stetig weiterentwickele, neue Geräte angeschafft werden müssten und ohnehin das Krankenhaus einer Generalrenovierung bedürfe. Doch fanden sie keinen Zuspruch, der *Alte Fritz* lehnte jede Unterstützung ab. So verwahrloste die Charité zunehmend. Die Krankenhausverwaltung lamentierte, dass unterbezahlte Ärzte ihren Pflichten kaum mehr nachgingen, sich stattdessen Gelage mit wohlhabenden Privatpatienten leisteten. Arme Kranke würden oft wochenlang ohne Diagnose und Behandlung einfach liegen bleiben. Im Krankenhaus beginne es, bestialisch zu stinken, Hygienevorschriften würden nicht mehr eingehalten. Auch Schwestern sollten ihrem Ruf keine Ehre machen, wenn sie den Patienten das Essen für ihre Familien zu Hause stahlen.

Diese Zustände hatten fatale, tödliche Folgen. Mitte des 18. Jahrhunderts starb jeder dritte in die Charité eingelieferte Patient. Privatpatienten blieben aus. Das Krankenhaus nannten die Berliner nur noch Hospiz für Arme. »Man stirbt bequemer zu Hause«, hörte man Bürger auf dem Marktplatz tuscheln oder: »Da drinnen wird man erst recht krank!«

Erst nach dem Tod des *Alten Fritz* verbesserte sich der Zustand langsam. Sein Neffe und Nachfolger König Friedrich

Wilhelm II. galt als einer der langweiligsten und bequemsten Regenten Preußens. Um sich Ärger vom Halse zu halten, gab er, als die Klagen zunahmen, schließlich nach. Er berief eine Untersuchungskommission zur Inspektion des Krankenhauses ein, und nachdem diese versichert hatte, der Zustand sei noch besorgniserregender als angenommen, ließ der König die Charité zwischen 1785 und 1800 um mehrere Gebäude erweitern, marode Teile abreißen und alles technisch modernisieren. Am Ende entstand ein für diese Zeit herausragend ausgestattetes Krankenhaus auf drei Etagen, das Platz für 680 Patienten bot. Der Ruf des Hauses, das inzwischen durch die Verschiebung der Stadtmauern innerhalb Berlins lag, verbesserte sich im Laufe weniger Jahre erheblich. 1801 wurde Christoph Wilhelm Hufeland königlicher Leibarzt und gleichzeitig leitender ärztlicher Direktor der Charité. Nachdem Alexander von Humboldt 1809 die Universität Berlin gegründet hatte, wurde Hufeland zum Dekan der medizinischen Fakultät berufen, die ab 1818 ein eigenes Universitätsklinikum betrieb. Der Professor erkannte, dass sich allein aus praktischen Aspekten heraus eine Fusion beider Krankenhäuser anbot. Zwischen 1828 und 1927 wurden Schritt für Schritt alle der Universität angehörigen Kliniken in die Charité verlegt, die sich innerhalb dieser Epoche schnell einen international exzellenten Ruf erarbeitete, brachte sie doch in einer beeindruckenden Regelmäßigkeit herausragende Ärzte und Wissenschaftler hervor. Zu den Pionieren zählten neben vielen anderen der Gründer der modernen Pathologie Rudolf Virchow, der Begründer der Chemotherapie Paul Ehrlich, der Nobelpreisträger und Schöpfer der modernen Bakteriologie und Mikrobiologie Robert Koch oder der ebenfalls mit dem Nobelpreis ausgezeichnete Begründer der antitoxischen Schutzimpfung Emil Adolf von Behring.

Die Ärzte der Charité im beginnenden 20. Jahrhundert avancierten zu Hoffnungsträgern mit Heldenstatus, Vorbildern und Stars, die von der Bevölkerung auf Schritt und Tritt beobachtet wurden. Verstarb ein bedeutender Chefarzt, so überkam das ganze Land eine Art Staatstrauer. Das Volk trauerte, als hätte es einen Angehörigen verloren. Mit Misstrauen wurden stets die Nachfolger betrachtet, bis auch diese wieder »Wunder« vollbrachten.

Als Ferdinand Sauerbruch 1928 von München an die Berliner Charité wechselte, galt diese als das mit Abstand angesehenste deutsche Krankenhaus. Sein Ruf war dem Chirurgen vorauseilt, längst zählte auch er zu den größten Medizin-Stars seiner Zeit. Doch hatte der Erfolgsverwöhnte nicht ahnen können, dass er ausgerechnet hier seinen folgenschwersten Lebensabschnitt verbringen würde.

EIN START MIT
SKANDALEN

Der jüdische Antisemit im Hörsaal

Bevor Sauerbruch an die Charité wechselt, haben zwei Personen das Ansehen des Hauses durch Skandale in Verruf gebracht. Der eine ist Professor August Bier, als dessen Nachfolger Sauerbruch bestimmt war, der zweite der Chef-Pathologe des Hauses, Professor Otto Lubarsch.

Nissen erinnert sich, dass er sich mit Sauerbruch auf einer Südamerikareise befindet, als dieser von dem Skandal um Lubarsch in einer deutschen Zeitung liest, worauf er sich voller Abscheu über seinen zukünftigen Kollegen äußert.[58] Denn der Skandal, den sich Lubarsch leistet, ist der erste mit antisemitischem Hintergrund in der Charité. Das wiegt umso schwerer und ist deswegen auch grotesk, weil Lubarsch selbst Jude ist.

Am 18. Juli 1927 betritt Lubarsch um 7 Uhr morgens den Hörsaal des Pathologischen Institutes der Charité. Eine in ein weißes Tuch gehüllte Männerleiche liegt auf dem Tisch – nichts Ungewöhnliches. Die Studenten lernen, indem sie beim Sezieren zuschauen. Doch etwas ist anders an diesem Dienstagmorgen. Als Lubarsch verkündet, er werde den Namen der Leiche bekannt geben, protestieren die Studenten sofort. Dass die Hörer der Vorlesungen nämlich die Identitäten der Toten *nicht* erfahren, entspricht gleich drei Grundsätzen der Medizin: dem Gesetz, der Ethik und der Tradition.

Lubarsch entgegnet, dass sie den Namen ohnehin sofort erraten könnten, denn anhand dessen, was er dazu zu erzählen habe, würde jeder im Hörsaal Rückschlüsse zu einem Fall schließen, der die Charité direkt beträfe.

Nicht alle Studenten halten dicht darüber, was sich im Folgenden im pathologischen Auditorium abspielen sollte. Am 2. August 1927 berichten die Zeitungen der Hauptstadt. Das *Berliner Tageblatt* schreibt:

> *… Bei der Demonstration von Organen einer Leiche bemerkte der geheime Medizinalrat Professor Lubarsch:*
> *Ich scheue mich nicht, Ihnen den Namen des Verstorbenen zu nennen. Es ist Herr Iwan Kutisker, ein Ostjude, der, wie Ihnen wohl allen bekannt ist, zu fünf Jahren Zuchthaus verurteilt wurde. Er hat sich mit zwanzig Jahren syphilitisch infiziert und rauchte, wie es bei Ostjuden Sitte ist, täglich dreißig bis vierzig Zigaretten.*
> *Offenbar weiß Herr Lubarsch nicht, daß er sich eines schweren Bruchs des ärztlichen Berufsgeheimnisses schuldig gemacht hat […] Herr Lubarsch sieht sich anscheinend veranlaßt, von Zeit zu Zeit Tiraden von sich zu geben, um seine eigene Abstammung zu verschleiern.*[59]

Iwan Baruch Kutisker, ein aus Russland stammender Jude, ist am 10. Dezember 1924 wegen schweren Betruges und Urkundenfälschung verhaftet worden. Das Gericht hat ihm vorgeworfen, als Generaldirektor eines privaten Bankunternehmens durch

Täuschungen und Manipulationen der Preußischen Staatsbank einen Schaden von 14,3 Millionen Goldmark verursacht zu haben. In Untersuchungshaft hat Kutisker einen Schlaganfall erlitten und ist daraufhin für nicht haftfähig erklärt worden. Zwei Jahre hat er danach unter Bewachung von Kriminalbeamten in der II. Medizinischen Klinik der Charité gelegen und ist nur zu seinen Verhandlungstagen in das Gericht gebracht worden. Einen Tag, bevor am 14. Juli 1927 das Berufungsurteil gesprochen werden sollte, ist er verstorben. Chefarzt Professor Wilhelm His hat eine plötzliche, unerwartet eingetretene Lungenembolie diagnostiziert, die nach seinen Worten nichts mit dem vorherigen Gesundheitszustand des Patienten zu tun gehabt habe. In den vergangenen Monaten haben sich allerlei Verschwörungstheorien um den kuriosen Fall Kutisker gesponnen, jenen »Simulanten, der sich in einem Erste-Klasse-Zimmer vor seiner gerechten Strafe drücke«. Vor allem haben sich die Nationalsozialisten solcher Theorien bedient, um gegen Juden im Allgemeinen zu hetzen.

Diesen erweist Lubarsch mit seiner Sektionsansprache einen Bärendienst. Er erklärt den 200 entsetzt zuhörenden Studenten, Kutisker sei nicht an einer Lungenembolie gestorben. In aller Ruhe nimmt der Pathologe sich ein Organ nach dem anderen aus dem Körper des Toten und versucht daran, die vermeintliche Minderwertigkeit der Ostjuden zu beweisen. Die Todesursache sei nach Lubarsch letztendlich eine genetisch bedingte Verkalkung, die normalerweise – und unter der Voraussetzung eines diesem Volke typisch abnormalen Rauchverhaltens – zu einem Hinken eines Beines führe. Da Kutisker offensichtlich nicht mit den unteren Extremitäten gehinkt habe, müsse sich die Verkalkung einen Zugang erst zum Gehirn und dann zum Herzen gesucht haben. Die Todesursache sei zusammengefasst: ein hinkendes ostjüdisches Hirn und Herz.

Der Fall wird zum Politikum und von der Presse sämtlicher Fraktionen ausgeschlachtet.

Die Charité hält zunächst an Lubarsch fest, denn die Studenten, die allesamt befragt worden sind, haben zwar mehrheitlich die in den Tageszeitungen berichtete Version des Spektakels oder eine ähnliche bestätigt, doch andere haben es abweichend und weniger dramatisch dargestellt. So begründet die Charité-Leitung den Verbleib des Professors damit, dass die Beweise für Antisemitismus nicht ausreichend seien. Wohl wissend, dass man es sich nicht erlauben kann, einen der besten Pathologen Deutschlands zu entlassen. Lubarsch wird sich zwar bis zum Ende seines Lebens wissenschaftlich verdient machen, jedoch keine Vorlesungen mehr abhalten.

Gegen den Verstoß der ärztlichen Schweigepflicht redet sich der Pathologe, der in der Krebsforschung Ende des 19. Jahrhunderts wegweisende Erfolge erzielt hat, heraus: Nicht er habe sie gebrochen, sondern der Student, der den Namen den Journalisten verraten hat. Es folgt eine Empörung in weiten Teilen der Bevölkerung, denn die hat entweder schon gewusst oder erfährt es in dieser Zeit, dass Lubarsch vorher bereits ein gestandener Antisemit gewesen ist. Er, der sich, bevor er überzeugt in den Ersten Weltkrieg gezogen ist, hat taufen lassen, der nicht überwunden hat, dass sein Sohn im Krieg gefallen ist, hegt einen Hass auf all diejenigen, welche die Kriegsniederlage herbeigeführt haben. Er hasst sich selbst dafür, Jude zu sein, denn er empfindet fast alles, was die Nazis propagieren, vor allem das über den Ersten Weltkrieg und Versailles, als gerecht. Auch verachtet er die Weimarer Republik. Doch kann er es nicht ertragen, wenn die Nationalsozialisten von »Der Judenrepublik« sprechen. Schließlich hat er seinen persönlichen Sündenbock gefunden: die Ostjuden. Er bildet sich ein, dass Hitler in seinen Reden nur diese meinen kann, wenn er über Juden im Allgemeinen spottet. Bis zu seinem Tod ist Lubarsch sich sicher, dass die Nazis nach der Übernahmer der Macht im Staat zwischen den guten Juden – die seines Schlages – und den »schlechten Ostjuden« würden trennen können.

Lubarsch lehnt im Gegensatz zu Sauerbruch die Freiheit der Forschung ab und vertritt eine autoritative Medizinauffassung, die er sicherlich mit den Vorstellungen der Nationalsozialisten schnell in Einklang gebracht hätte. Kurz nachdem Sauerbruch an die Charité kommt und mit Lubarsch über diese Fragen in Streit gerät, verlässt er das Krankenhaus 1929 allerdings freiwillig.

Was die Nazis wahrlich im Schilde führen sollten und dass Lubarsch einem Irrtum aufgesessen ist, wird er nicht mehr erfahren. Sieben Wochen, nachdem »seine Vorbilder« die Macht ergriffen haben, erleidet der Pathologe einen Herzinfarkt, an dem er am 1. April 1933 verstirbt. Seinen Körper stellt er vorher der wissenschaftlichen Sezession zur Verfügung.

Neubeginn ohne Bier

Sauerbruch, der es gewohnt ist, vor restlos gefüllten Sälen zu sprechen, zeigt sich nach seiner Antrittsvorlesung an der Charité sichtlich geknickt und enttäuscht. Von den wenigen Studenten, die gekommen sind, schlägt ihm Antipathie entgegen; der Applaus fällt spärlich aus. Das kennt der berühmte Chirurg nicht, und er fragt sich, woher diese deutlich zu spürende Ablehnung rührt. In Zusammenhang damit steht ein am Tag zuvor erschienener Artikel in einer bekannten Boulevardzeitung, die eine Karikatur Sauerbruchs darstellt, die ihn als einen gerissenen, geldgierigen Mann verspottet. Sie zeigt den Chirurgen beim Öffnen eines

Porträt Ferdinand Sauerbruchs von Max Liebermann

Brustkorbes, aus dem er Tausendmarkscheine zieht. Da Sauerbruch plant, für das nächste halbe Jahr die Hälfte der Woche
noch in München zu operieren, schließen daraus viele Studenten

und neue Kollegen, dass der große Chirurg mit dem Herzen in der bayerischen Hauptstadt verblieben ist und nur des besseren Gehalts wegen Ordinarius in Berlin werden will. Tatsächlich hat Sauerbruch das Angebot an der Charité nur unter der Voraussetzung einer halbjährigen Probezeit angenommen, nach der er sich hatte entscheiden wollen.

Nach den Enttäuschungen über seinen Empfang entgegnet er Nissen, der mit ihm nach Berlin gewechselt ist, sie sollten doch besser nach der Probezeit wieder zurückgehen. Nissen, der weiß, dass die Charité für beide einen Karrieresprung und bahnbrechende neue Möglichkeiten der Forschung bietet, bemüht sich, seinen Chef bei Laune zu halten.

Sauerbruch entscheidet sich für Berlin, auch weil er eine malerische Villa in Berlin-Wannsee mit einem extra großen Garten findet. Das Anwesen soll nicht nur der Familie Platz bieten. Bald tummeln sich auf der Wiese hinter dem Haus Hunde, Katzen und Pferde, auch ein zahmes Wildschwein. Von ihnen holt sich Sauerbruch in der spärlichen Freizeit Zuwendung. Zudem schließt er eine besondere, neue Freundschaft mit seinem Nachbarn, dem jüdischen Maler Max Liebermann. Die beiden Männer unternehmen zum Ausgleich ihrer jeweiligen Tätigkeiten regelmäßig Spaziergänge am Wannsee und philosophieren über das Leben. Als Liebermann, der Sauerbruch vor seinem Tod ein sagenumwobenes Porträt malen wird, im Februar 1935 stirbt, wird der Chirurg trotz expliziten Verbotes der Gestapo an einem kleinen Trauerzug für seinen Freund teilnehmen.

1930 wird bekannt, dass das Universitätsklinikum an der Berliner Ziegelstraße ganz geschlossen werden soll, sodass die Chirurgische Klinik in Forschung und Praxis komplett in die Charité umziehen kann. Die Bauarbeiten beginnen ohne weitere

Verzögerung. Damit sind nicht alle einverstanden. Es kommt zu Protesten von Studenten und Kollegen, die hier einen Affront gegen Professor August Bier sehen, der Chirurgie im Universitätsklinikum lehrt. Er soll im kommenden Jahr aus Altersgründen emeritiert werden, und allen ist klar, dass Sauerbruch seine Vorlesungen übernehmen wird. »Aber doch hier im Königlichen Klinikum, nicht an der Charité«, rufen Studenten erbost. Wieder versucht die Presse, Sauerbruch übel mitzuspielen, lässt verlauten, es habe eine geheime Abmachung zwischen ihm und der Klinikleitung gegeben. Er sei nur unter der Bedingung nach Berlin gewechselt, dass die Chirurgische Klinik nach Biers Pensionierung zur Charité übersiedele.

Dieses Gerücht lastet schwer, da die Studenten Bier als Professor regelrecht verehren. Er ist ein angesehener Chirurg der Charité; aufgrund seiner Schlagfertigkeit, seiner Direktheit und Ehrlichkeit zählt er zu den am meisten geschätzten Professoren. Die Studentenschaft bejubelt ihn auch wegen einer bedeutenden Erfindung. In der Zeit, in der Sauerbruch in Zürich an den Prothesen für Kriegsversehrte des Ersten Weltkrieges gearbeitet hat, ist auch Bier als *Beratener Chirurg* an die Front gezogen. Bei ihm sind es nicht die abgerissenen, umherfliegenden Glieder gewesen, die ihn im Lazarett schockiert haben, sondern die durch Granatsplitter zertrümmerten Schädeldecken, aus denen zerfetzte Gehirne gequollen sind. Ihm ist damals die Idee für einen besseren Schutz gekommen, und er hat den sogenannten Stahlhelm entwickelt, der es nicht nur vermocht hat, vielen Tausenden Soldaten das Leben zu retten, sondern der auch zum Symbol der Kampfkraft der Deutschen geworden ist – trotz oder gerade wegen der Niederlage weit über den Krieg hinaus. Die Soldaten der neu gegründeten Reichswehr der Weimarer Republik tragen ihn mit großem Stolz weiter.

Bier selbst gerät ins Grübeln darüber, ob nicht eine Intrige gegen seinen ausdrücklichen Wunsch vorliegt, die Klinik auf dem Universitätsgelände auch nach der Emeritierung fortzuführen. Aber kann wirklich Sauerbruch dahinterstecken?

Die Galle des heimlichen Kaisers

Bier weiß, dass er in seinen letzten Jahren heftig in der Kritik gestanden und sich dadurch nicht wenige Feinde gemacht hat. Er erinnert sich. 1924 stellt sich ihm Hugo Stinnes vor, einer der größten und wohlhabendsten Wirtschaftsmagnaten seiner Zeit, der damals Anteile an über 4500 Betrieben mit fast 3000 Produktionsstätten besitzt, zum Beispiel in der Eisen- und Stahlindustrie, im Fahrzeug- und Schiffsbau oder im Pressewesen. Dieser gerissene Mann, der sich wie kaum ein anderer die Inflation zunutze machen konnte und den das Volk den »heimlichen Kaiser« nennt, klagt über Magenschmerzen.

Bier untersucht Stinnes und stellt fest, dass es die Galle ist, die ihm Probleme bereitet. Er will sofort operieren, doch sein hoch angesehener Patient akzeptiert das nicht. »Operieren?« Stinnes tobt. »Da werde ich wochenlang ausfallen. Ich kann mir nicht erlauben, so lange nicht zu arbeiten!«

Stinnes überlegt hin und her, lässt seine Berater ausrichten, er befinde sich auf einer wichtigen Geschäftsreise. Keiner solle ihm vorhalten können, er arbeite nicht. Schließlich ist er mit einer OP einverstanden, verlangt aber, dass Bier ihm dann wenigstens die komplette Gallenblase entnehmen solle, damit er zukünftig keine Beschwerden mehr habe, denn ein weiteres Mal könne er wirklich nicht ausfallen. Bier äußert sich gegenüber seinen Assistenten genervt über Stinnes. Als er dessen Bauch geöffnet hat und die

Gallenblase begutachtet, entfernt er das Organ nicht, weil er es noch für gesund genug hält. Er operiert lediglich einen Stein heraus, von dem er annimmt, dass dieser die Schmerzen verursache. Danach schließt er den Bauch.

Stinnes ist entsetzt, als er nach dem Aufwachen aus der Narkose darüber in Kenntnis gesetzt wird. Er ist ein Mann, der es gewohnt ist, Befehle zu geben.

In den folgenden Tagen klagt der Geschäftsmann über heftige Schmerzen. Bier denkt, er wolle ihn erpressen, und unternimmt nichts. Er lässt seinen Patienten vier Tage lang liegen, betäubt die Schmerzen mit Morphium und stellt sich keiner weiteren Diskussion. Die Schwestern melden schließlich, dass Stinnes' Körpertemperatur bedrohlich in die Höhe steigt. Bier tastet den harten Bauch ab und weiß, dass er ihn erneut öffnen muss. Dabei erkennt er, dass die Gallenblase rot und angeschwollen unter der Leber hervorragt. Er schneidet das entzündete Organ an, dann geschieht das Unglück.

Denn nun ist das eingetreten, was durch die Operation ja gerade verhindert werden sollte: Die Gallenblase ist gerissen, und aus dem Durchbruch ergießt sich ihr eitriger Inhalt in den Bauch, rinnt über die Darmschlingen und Leber, versickert in den Höhlen des Bauches, ein stinkendes, giftiges Höllengebräu, angefüllt mit Gallensteingrieß, belebt von Millionen bösartiger Staphylokokken und anderen Bakterien.[60]

Stinnes erholt sich von der Operation nicht, stirbt einen Tag später, nachdem alle Reinigungsmaßnahmen seines Bauchraumes gescheitert sind. »Bei vollem Bewusstsein erlebt Hugo Stinnes am 10. April 1924 die erste und letzte Niederlage seines Lebens – den Tod.«[61]

August Bier bei einer chirurgischen Vorlesung in der Charité

Stinnes stirbt durch mehrere Fehler Professor Biers. Familie und Kollegen schütteln beschämt oder wütend die Köpfe, als der Operateur es auch noch wagt, der Witwe eine Rechnung über 180 000 Mark auszustellen. Sie zahlt gekränkt. Biers Ruf ist mehr als angekratzt, und schon kurz darauf wird er ihn nachhaltig schwer beschädigen.

Zu Tode gehetzt

Der zweite Skandal folgt ein Dreivierteljahr später. Im gleichen Bett wie Stinnes zuvor liegt kein geringerer als Reichspräsident Friedrich Ebert. Mit seinen erst 54 Jahren ein psychisches und physisches Wrack. Hinter ihm liegen über hundert Gerichtsverfahren, die er wegen öffentlicher Beleidigung geführt hat, seit er 1919 das Amt des ersten Reichspräsidenten der Weimarer Republik angetreten hat. Das nehmen ihm alle übel. Für die Nazis ist er ein Verräter des Volkes, für die Konservativen ein Verräter des Kaisers, für die Kommunisten ein Verräter der Arbeiter. Das Schlimme: Ein Magdeburger Gericht hat es im vergangenen Jahr als rechtens empfunden, dass man Ebert einen Verräter nennen darf.

Ebert bekommt Gallenkoliken, hat höllische Schmerzen, versucht aber, sie zu ignorieren und weiter seinen administrativen Aufgaben nachzugehen. Bis zum Zusammenbruch am 23. Februar 1925. Sein Hausarzt sucht ihn in seinem Haus auf und erkennt den Ernst der Lage. Ebert muss sofort operiert werden und landet auf Biers Operationstisch, der schnell die Ursache feststellt:

Eine eitrige trübe Flüssigkeit fließt über Biers Hände, als er die Bauchhöhle öffnet. Aufgeblähte, stark gerötete Dünndarmschlingen quellen ihm entgegen und erschweren die Suche nach dem Wurmfortsatz des Blinddarms. Endlich findet er ihn in abnorm hoher Lage, schwer vereitert und bereits durchgebrochen.[62]

Bier kann den Blinddarm, der vermutlich über die Galle infiziert worden ist, entfernen, doch die Lage des Reichspräsidenten bleibt kritisch. Der Arzt verbietet seinem Patienten in den folgenden Tagen, Zeitung zu lesen. Die Hetze gegen ihn hört im Angesicht seiner lebensbedrohlichen Lage aber nicht auf, sondern nimmt an Schärfe zu. Man spottet darüber, die Nazis hätten auch den Blinddarm des Reichspräsidenten entzündet, und sein Wurmfortsatz solle doch bitte in einem Mausoleum beigesetzt werden.

Am Abend des 28. Februar 1925 kommt es zur Krise. Bier stellt eine komplette Darmlähmung bei seinem Patienten fest, versucht zu operieren, doch es ist zu spät, Ebert stirbt.

Die mediale Hetze hört noch nicht auf. Jetzt allerdings wendet sie sich gegen Bier, der einst als Leibarzt Kaiser Wilhelms II. tätig gewesen und immer überzeugter Anhänger der Monarchie geblieben ist. Für die Berliner Regierung ist der Fall klar: Bier hat Ebert mit voller Absicht sterben lassen. Der zweite Skandal innerhalb eines Jahres für den Sauerbruch-Vorgänger.

Nicht nur sein Ruf leidet darunter, auch der der Charité. Ob es Zufall gewesen ist, dass der damalige Direktor des Krankenhauses bereits Ende 1925 Sauerbruch für die Chirurgie umworben hat? Hatte man Bier schon vor seiner geplanten Emeritierung 1931 loswerden wollen? Schließlich ist es eine Regierungsorganisation, das preußische Kultusministerium, gewesen, der es 1927 gelingt, Sauerbruch zu überzeugen, an die Charité zu wechseln.

Wo ist die Million vom König?

Als der Abriss der Universitätsklinik 1930 öffentlich bekannt wird und Bier von den Gerüchten erfährt, dass Sauerbruch hinter den Plänen stecke, versichert dieser seinem Kollegen, es habe weder eine geheime Absprache zwischen ihm und der Krankenhausleitung gegeben, noch habe er von den Umgestaltungsplänen gewusst. Es sei sogar Gegenteiliges der Fall gewesen: Man habe ihm 1927 erklärt, die Bier'sche Klinik werde erhalten bleiben.

Die Berliner Zeitungen halten die Gerüchteküche um Sauerbruch am Laufen. In mehreren Artikeln wird eine alte Geschichte aufgewärmt. Mit einer Million Goldmark, die Sauerbruch 1929 angeblich für die Behandlung des englischen Königs

George V. erhalten habe, weil er ihm das Leben gerettet habe, finanziere er nun egoistisch und heimtückisch den von ihm so gewünschten Umbau auf dem Charité-Gelände. Sauerbruch klärt Bier über die Geschichte der königlichen Behandlung auf, wie bereits viele zuvor:

Die amerikanische Presse hat diese Zeitungsente verbreitet. Tatsächlich hat ihm ein Arzt des erkrankten britischen Monarchen geschrieben mit der Bitte, dass er sich als Experte ein paar Röntgenbilder des Königs anschauen solle. Er habe sich bereit erklärt, warum auch nicht. Nach der Sichtung des ihm übersandten Krankenblattes hat Sauerbruch ein Gutachten und eine Operationsskizze erstellt, und ein Gesandter der britischen Botschaft hat alles abgeholt. Die Geschichte der gutachterlichen Hilfe hat sich daraufhin im Königshaus herumgesprochen, und Sauerbruch hat wenige Tage später einen Anruf eines Vetters des englischen Königs erhalten, der ihm mitgeteilt hat, dass seine Frau schwer erkrankt sei. Er bittet den prominenten deutschen Chirurgen, nach England zu reisen. Sauerbruch nimmt an, stellt vor Ort allerdings am Krankenbett der Frau Herzogin fest, dass diese an einer einfachen Erkältung leidet, die keiner Operation bedarf. Am gleichen Tag wird zufällig auch der König operiert. Als amerikanische Journalisten Sauerbruch in London erkennen, spinnen sie sich die Geschichte von der geheimen Behandlung des Königs durch einen deutschen Arzt zusammen, nicht ohne zu vergessen, über eine mögliche Behandlungssumme zu spekulieren. Mehrere amerikanische Zeitungen verbreiten die Sensations-Story, die aufgrund des schwierigen Verhältnisses zwischen England und Deutschland politische Brisanz ausstrahlt.

Obwohl Sauerbruch dementiert und sein Vermögen dem Finanzamt offenlegt, das nach Prüfung kein königliches Honorar beanstandet, fragen die Amerikaner Sauerbruch noch während seines Entnazifizierungsverfahrens, was mit der Million vom britischen König geschehen ist.

Sauerbruch hat Bier immer geschätzt und bereinigt die Angelegenheit gütlich mit seinem Kollegen, der ihm Glauben schenkt. Die beiden Ärzte freunden sich kurz darauf sogar an und werden schon bald zusammen Hitlers Aufmerksamkeit erregen und ein gemeinsames Schicksal teilen.

IM SCHATTEN DES NATIONALSOZIALISMUS

Gleichschaltung und Ausschluss in der Charité

Während die Chirurgie der Charité neu aufgebaut wird, bricht die Weltwirtschaftskrise in den USA aus. Durch einen massiven Abfall von Aktien kommt es am 25. Oktober 1929 zum Börsencrash in New York. Tausende US-Banken stehen vor der Pleite. Verzweifelt versuchen sie, das an Deutschland verliehene Geld zurückzufordern. Alle Kredite der letzten Jahre müssen sofort zurückgezahlt werden. Ein Ping-Pong-Effekt mit katastrophalen Folgen. Fast alle deutschen Geldinstitute gehen in Konkurs, Unternehmen darauf in Insolvenz. Die Arbeitslosenquote steigt auf bis zu 30 Prozent. Hungersnöte überziehen das Land, da die Mittel der Arbeitslosenversicherungen schnell ausgeschöpft sind. Menschen werden obdachlos, verelenden auf der Straße, greifen zu Drogen. Die handlungsunfähige Weimarer Republik ist in dieser Zeit der großen Depression zum Scheitern verurteilt, die Bürger machen sie für die Zustände verantwortlich. Die Stunde der NSDAP schlägt. Hitler und seine Parteikollegen erhalten fortlaufend Zuspruch, verlangen und versprechen sie doch, die Schuldigen für die kläglichen Zustände zur Verantwortung zu ziehen, Deutschland aus der Krise zu holen, für Arbeit und Wohlstand zu sorgen, den verhassten Versailler Vertrag zu kippen.

Der 30. Januar 1933 wird als einer der folgenschwersten Tage in die deutsche Geschichte eingehen. Über den Rundfunk erfahren die Bürger, dass Reichspräsident Paul von Hindenburg Adolf Hitler im Berliner Hotel Kaiserhof zum Reichskanzler ernannt hat. Heute ist bekannt, dass Hindenburg, wie so viele andere Menschen seiner Zeit, Hitler unterschätzt hat. Die NSDAP stellt damals längst die stärkste Kraft im Reichstag.

Bei den Wahlen vom 6. November 1932 hat die Partei 33,1 Prozent erreicht. Immer mehr einflussreiche Bürger fordern ihre Regierungsbeteiligung. Auch die Kommunisten der KPD haben mit 16,9 Prozent Gewinne einstreichen können und stellen nach der SPD (20,4 Prozent) die drittstärkste Kraft im Parlament. Eine stabile Regierungsbildung der Konservativen, wie Hindenburg es sich wünscht, ist mit der gestiegenen Beliebtheit der Radikalen in weite Ferne gerückt.

So denkt der greise Reichspräsident, er könne sich mithilfe des »aufmüpfigen« Hitlers des linken Randes im Parlament erwehren. Gleichzeitig glaubt er, die NSDAP im Zaum halten zu können, denn diese zieht nur mit drei Ministerstellen in die neue Regierung ein. Hindenburgs Wunsch-Reichskanzler Franz von Papen denkt indes, er könne als gewählter Vizekanzler Hitlers Politik beeinflussen. Außerdem hat Hitler im Wahlkampf konservative und nationale Themen hervorgehoben.

Dies ist freilich eine Täuschung gewesen, denn der NSDAP-Chef hat gewusst, dass er mit seinem Antisemitismus kaum mehr Stimmen hätte generieren können. Er hat sich zum Fürsprecher der Arbeiter gemacht und sich auch der Kirche angebiedert. Dabei hat die SA gleichzeitig durch brutales Vorgehen auf den

Straßen und durch antisemitische Parolen die Rechtsradikalen gebunden.

So hat die NSDAP die Radikalen gehalten, den anderen Parteien zusätzlich aber viele konservative, nationale und auch sozialistische Wähler abtrünnig gemacht.

Hindenburg hat angenommen, es könne ja nicht so schlimm werden, wenn Hitler die konservativen und deutsch-nationalen Themen präferiert. Er würde einerseits und das Volk andererseits Ruhe geben, wenn Hitler Kanzler ist. Während der Reichspräsident also gemeint hat, zwei Fliegen mit einer Klappe geschlagen zu haben, hat er der Machtergreifung der Nationalsozialisten, die mit der Ernennung Hitlers zum Reichskanzler in die erste Phase geht, erst Tür und Tor geöffnet. Der neue Regierungschef erklärt noch an diesem Abend vor 25.000 SA-Anhängern, er werde sich die Macht nicht mehr nehmen lassen; anschließend schickt er sie, um dem Ausdruck zu verleihen, auf einen demonstrativen, für alle, die nicht auf Nazi-Kurs sind, angsteinflößenden Fackelzug durch das politische Zentrum Berlins. Symbolhaft dafür wird das Bild Hindenburgs, der besorgt vom Fenster der Reichskanzlei auf diese Parade schaut, in die Geschichte eingehen. Es scheint, er habe hier schon verstanden, dass ihm ein großer Fehler unterlaufen ist. Zumindest wird ihm dieser in den folgenden, letzten Monaten seines Lebens mehr und mehr bewusst werden.

Hitlers Pläne erweisen sich nämlich als durchkalkuliert, er kennt die Schlupflöcher der *Weimarer Verfassung*, nach welcher der Reichspräsident beliebig Notverordnungen verhängen und Bürgerrechte außer Kraft setzen kann, ohne dass es einer Zustimmung des Parlaments bedarf. Zwei solcher Verordnungen sollen Hitler schon kurz darauf die alleinige Macht im Staat sichern. Bereits einen Tag nach Antritt seines Amtes erwirkt er die Auflösung des Reichstages nach Artikel 25 der Weimarer Reichsverfassung und lässt Hindenburg Neuwahlen ankündigen.

Nachdem am 27. Februar der Reichstag brennt, stellen die Nationalsozialisten die KPD dafür an den Pranger. Einen Tag später sieht sich Hindenburg gezwungen, die *Verordnung zum Schutz von Volk und Staat* zu verhängen. Diese sogenannte *Reichstagsbrandverordnung* setzt die Bürgerrechte der Weimarer Verfassung außer Kraft, sodass Hitler die Möglichkeit eingeräumt wird, willkürlich KPD-Mitglieder verhaften zu lassen. Dies gelingt ihm eindrucksvoll mithilfe des zum kommissarischen Innenminister berufenen Hermann Göring, der dafür in Windeseile Tausende neue Hilfspolizisten einsetzt; er erteilt ihnen den Ratschlag, mit dem Einsatz der Dienstwaffe nicht zögerlich umzugehen. Die Partei steht folglich nicht mehr zur Wahl. Trotz dieser Maßnahme verfehlt die NSDAP mit nur 43,9 Prozent der Stimmen bei den Wahlen am 5. März 1933 die absolute Mehrheit. Sie ist gezwungen, zusammen mit dem für die *Kampffront Schwarz-Weiß-Rot* (ehemals DNVP) abgegebenen 8-prozentigen Stimmenanteil eine Koalition einzugehen.

Durch das *Ermächtigungsgesetz* vom 23. März schließlich überträgt Hitler die komplette Gesetzgebung auf die NSDAP, in die wenig später die *Kampffront Schwarz-Weiß-Rot* eingegliedert wird. Dafür hat Hitler zunächst die KPD-Sitze im Reichstag für ungültig erklärt.

Der Kanzler lädt alle Abgeordneten mit Ausnahme der SPD am 21. März 1933 zu einer Festrede in die traditionsträchtige Garnisonskirche von Potsdam ein. Auf diesem als *Tag von Potsdam* in die Geschichte eingehenden Ereignis biedert sich Hitler, der sich in Demut tief vor Hindenburg verbeugt, erneut allen konservativen Kräften an, verspricht, in ihrem Sinne zu regieren und alle nationalen Interessen zu vereinen. Er verschafft sich mächtig Eindruck. So ist es kaum ein Wunder, dass er die Abstimmung über das Ermächtigungsgesetz, das er am 24. März 1933 dem Reichstag vorschlägt, für sich entscheidet. Auch wenn er dazu noch SA- und SS-Männer im Reichstag positionieren lässt, um letzte Kritiker einzuschüchtern. Alle Abgeordneten mit Ausnahme derjenigen der SPD stimmen für das folgenschwere Gesetz.

Formal hat der Reichskanzler damit die alleinige Macht auf sich vereint und kann nach Belieben Gesetze aufkündigen, erlassen oder verändern.

Hitler konzentriert sich ab sofort auf die Errichtung einer faschistischen Diktatur auf Grundlage der nationalsozialistischen Ideologie, die nach und nach alle Bereiche des öffentlichen und privaten Lebens durchdringen, sie gleichschalten und in den Dienst des Staates stellen soll.

Die neuen Verordnungen treffen auch die deutschen Mediziner. Am 23. März 1933, einen Tag vor dem beschlossenen Ermächtigungsgesetz, erscheint auf der Titelseite des *Völkischen Beobachters* ein Aufruf des Nationalsozialistischen Deutschen Ärztebundes (NSDÄB) an die deutsche Ärzteschaft:

Kein Beruf ist so verjudet wie der ärztliche. Jüdische Ärzte beherrschen die Lehrstühle der Medizin, entseelten die Heilkunst [...]. Deshalb rufen wir heute die gesamte deutsche Ärzteschaft auf: Säubert die Führung unserer Organisationen, fegt alle hinweg, die die Zeichen der Zeit nicht verstehen wollen, macht unseren Stand wieder deutsch![63]

Die Charité ist bei Machtübernahme der Nationalsozialisten Deutschlands größte medizinische Fakultät. Im Wintersemester

1932/1933 belegen ein Viertel aller Berliner Studenten das Fach Medizin – insgesamt 3120 Studierende. Sie alle werden ebenso wie die lehrenden Wissenschaftler der Universität sowie die in den Kliniken arbeitenden Ärzte und Schwestern vom Gleichschaltungsprinzip erfasst und unterstehen einer ideologischen Einmischung in ihre Tätigkeit.

Obwohl nur die wenigsten die Weltanschauung der Nazis überzeugt, wagt es dennoch kaum einer, zu widersprechen. Als die Nationalsozialisten ab dem 1. April 1933, dem Tag des reichsweiten *Judenboykotts*, die gesetzlichen Krankenkassen dazu verpflichten, keine Behandlungskosten für Patienten mehr zu übernehmen, die einen jüdischen Arzt konsultieren, sieht sich Charité-Verwaltungsdirektor Hellmut Kuhnert in einer Zwickmühle. 95 Prozent der Betten seines Krankenhauses werden von Kassenpatienten belegt, dabei arbeiten in allen Kliniken des Hauses jüdische Ärzte, nicht wenige in gehobenen Positionen. Kuhnert droht entweder der Verlust eines Großteils der Patienten oder eines großen Teils seiner Ärzte. Sauerbruch bekräftigt ihn, nichts zu unternehmen und niemanden zu entlassen, und stellt klar, alles könne sich nur um einen schlechten Scherz handeln, der sich bald aufklären lassen werde. Der Chefchirurg hat kurz zuvor eine Ansprache an das versammelte Kollegium gehalten und versichert, dass alles so bleiben werde, wie es ist.[64]

Aber zu viele – es sind Hunderte – unter den Medizinstudenten folgen schon blindlings der Propaganda der Nationalsozialisten, erscheinen in SA-Uniform im Hörsaal, spotten, wenngleich noch meist hinter vorgehaltener Hand, über ihre jüdischen Professoren. Der Internist Oberarzt Doktor Beckmann erinnert sich daran, dass das Verhältnis und das Vertrauen zwischen Ärzten und Studentenschaft schnell gelitten hat, da im Gegensatz zu den allermeisten Professoren viele Studenten von einer NS-Ideologie erfasst sind, die im Ärztekollegium bis dahin gar keine Rolle gespielt hat. Er sagt: »Wir haben die Jungen angesehen, die da kamen und irgendetwas Politisches wollten, wie die ersten Menschen, wir haben einfach nicht verstanden, was sie wollten.«[65]

Am 22. April 1933 verlieren alle 8.000 in Deutschland praktizierenden jüdischen Ärzte ihre Kassenzulassung. SA-Männer strömen in die Charité und fordern ihnen bekannte jüdische Ärzte und Pfleger zum Verlassen der Anstalt auf. Die nicht von den antisemitischen Gesetzen betroffenen Kollegen und ein großer Teil der Studentenschaft aber stehen hinter ihnen. Aus Schutzgründen entlässt Verwaltungsdirektor Kuhnert die Verfolgten aus ihrer behandelnden Funktion, will sie zunächst in der Wissenschaft unterbringen, bis sich die Situation entspannt hat. Nissen berichtet von einem Beispiel der Sauerbruch'schen Zivilcourage dieser Zeit: »[…], als er einem Trupp von SA-Leuten, die in einem geschlossenen Verbande anmarschiert kamen, das Hissen der Naziflagge auf der Klinik verbot. Eigenartigerweise wurde der Versuch in den nächsten Wochen nicht wiederholt.«[66]

Sauerbruch habe, so Nissen weiter, unmissverständlich klar gemacht, dass Antisemitismus in der Charité nicht existiere.[67]

Doch selbst der *wissenschaftliche* Arbeitsplatz von 97 jüdischen Ärzten der Charité ist in unmittelbarer Gefahr. So der von Nissen, den sein Chef alsbald zu beruhigen versucht. Dafür telefoniert Sauerbruch mit dem Abgeordneten des Preußischen Innenministeriums und Gründer des NSD-Ärztebundes Gau Berlin Leonardo Conti, der ihm verspricht, dass in zwei Wochen alles wieder »normalisiert« sei. Der Chef der Chirurgischen Klinik beschwert sich zusätzlich bei dem ihm bis dahin wohlgesonnenen preußischen Kultusminister Bernhard Rust, teilt ihm mit, dass Nissen umgehend auch wieder seinen ärztlichen Tätigkeiten nachzugehen habe. Doch Rust reagiert unverhofft scharf und regt

Sauerbruchs Suspendierung an. Der Chirurg wird erst viel später davon erfahren und auch, dass Hermann Göring, der aufgrund des hohen Ansehens Sauerbruchs im In- und Ausland Pläne mit ihm hat, in letzter Konsequenz einschreitet und dem Kultusminister befiehlt, Sauerbruch in Stellung zu belassen.

Nissen hingegen ahnt, was kommen wird. Noch bevor im Mai 1933 fast alle jüdischen Mediziner ihre Lehrbefugnis verlieren und damit aus der Charité entlassen werden, scheidet er auf eigenen Wunsch hin aus der Klinik aus und ist im Begriff, Deutschland zu verlassen. Sauerbruch ist tief betrübt, respektiert nach erbitterten Diskussionen aber den Entschluss seines treuen Schülers, nicht ohne indes dafür zu sorgen, dass dieser in die Türkei emigrieren kann. Sauerbruch verschafft ihm durch Beziehungen an der Universitätsklinik Istanbul die Stelle des Leiters der Chirurgie. Er besucht ihn dort im August 1933, um sich zu versichern, dass Nissen sich beruflich und privat wohlfühlt. Schon hier habe Sauerbruch ihm gegenüber geäußert, er fühle sich in seiner Position von den Nazis erpresst, ohne genau zu erwähnen, wie das zu verstehen ist. Auf einer Fahrt von Istanbul nach Ankara bespricht er mit Nissen lange durchdachte Emigrationspläne.[68] Aber erst muss Sauerbruch nach Deutschland zurückkehren, um Vorbereitungen dafür treffen zu können.

Nissen ist erstaunt und geschockt, als er kurz darauf über einen Artikel in einer Zeitung erfährt, dass sein Freund das *Bekenntnis der Professoren an den deutschen Universitäten und Hochschulen zu Adolf Hitler und dem nationalsozialistischen Staat* unterzeichnet hat, das am 11. November 1933 zur Feier der nationalsozialistischen Revolution auf einer Festveranstaltung in der Leipziger Alberthalle verlesen worden ist. Hier hält Sauerbruch eine für Nissen verstörende Rede, die einen Tag später über den Reichsrundfunk ausgestrahlt wird. Sie wird im Folgenden abgedruckt, auch weil sie den Sauerbruch-Kritikern als entscheidender Beweis seiner Sympathie für die Nazis gilt:

Kameraden, Kollegen, deutsche Volksgenossen! Ich stehe hier vor Ihnen mit dem etwas beklemmenden Gefühl, ohne Programm zu sprechen. Ich habe mich tragen lassen von dem heutigen Tage und von der Weihe dieser Stunde, die ich mit Ihnen erleben durfte. Die Weihe einer Stunde, die nur ein Teil des großen Geschehens und Erlebens ist, was uns fasst und was uns trägt und was uns morgen entscheidend führen wird. Sie alle wissen, dass morgen eine Abstimmung an sich nicht nötig wäre, denn kaum wird einer zweifeln, dass hinter dem Willen der Regierung dieses Mal geschlossen und eisenstark das ganze Volk steht. Aber auf der anderen Seite ist es so, dass wir mehr denn je diese Abstimmung brauchen um des Auslands willen. Denn dieses Ausland glaubt immer noch nicht und dieses Ausland will nicht glauben, weil es aus Angst nicht glauben will. Und diese Angst ist vielleicht nicht so sehr die Angst vor Krieg, sondern ist die Angst vor einem Geschehen, was mit elementarer überweltlicher Macht das deutsche Volk erfasst hat, es aufrüttelt, es aufpeitscht und alle sein Werte, die verschwunden und versenkt waren, aufs neue belebt und anpackt. Aber verehrte Genossen, die wir hier sind, wer so viel Fühlung hat mit dem Volk und auch mit dem fremden Volk wie der Arzt, der weiß, dass darüber hinaus etwas anfängt aufzukeimen – ein Verständnis für uns, und es ist ganz gewiss so, wie der Kollege Binder eben gesagt hat, dass auch im Ausland die Schicht breiter und größer wird, die uns versteht und Verständnis vor allen Dingen hat vor unseren Lebensnotwendigkeiten und vor allen Dingen vor unserem Lebenswillen. Wir alle, die wir eben dem reinen, ich möchte fast

sagen, dem kindlich reinen Geständnis unseres verehrten
Kollegen Hirsch aus Göttingen mit bebendem Herzen
zugehorcht haben – wir alle möchten wünschen, dass das
Ausland gehört, erlebt, empfunden und verstanden hätte.[69]

Wie ist diese Rede zu bewerten? Ist Sauerbruch plötzlich der Propaganda der Nazis verfallen oder gar überzeugt von ihren Ideen, wo er doch bisher nicht ein gutes Wort für sie übriggehabt hat? Nissen findet nach langem Grübeln dafür eine Erklärung:

Er konnte – wahrscheinlich ein Ausfluß seiner Schulzeit – sich
nur schwer dazu verstehen, auf diesen sprachlichen Mystizis-
mus zu verzichten, wenn er wußte, daß er ein Publikum vor
sich hatte, daß dafür empfänglich war. [...] Jedenfalls haben
solche rhetorischen Ausflüge, so bedauerlich ihre populäre
Wirkung sein mußte, nichts mit seiner inneren Heimkehr zum
Nazismus zu tun. Es besteht (nach einer Korrespondenz, die ich
mit ihm und über ihn in dieser Zeit hatte) nicht einmal der
Verdacht, daß er den neuen Nationalsozialismus als Deutsch-
lands politische und wirtschaftliche Rettung ansah und im
Interesse dieses Zieles die dunklen Seiten des Regimes über-
sehen zu dürfen glaubte.[70]

Warum sich in dieser Zeit kaum ein Wissenschaftler oder Arzt kritisch äußert, lässt sich nicht allein mit Feigheit erklären. Ein Auflehnen gegen die Gesetze der Nationalsozialisten hätte für alle, die so etwas gewagt hätten, das sichere Karriere-Aus bedeutet. Die meisten Ärzte sind keine überzeugten Nationalsozialisten, und doch ist unter ihnen der Anteil derjenigen, die in die NSDAP eintreten, im Vergleich zu anderen Wissenschaften erstaunlich hoch. Schon 1933 füllen 45 Prozent der deutschen

Ärzte ihren Mitgliedsantrag aus. Sauerbruch wird dies über die gesamte Zeit des Dritten Reiches nicht tun. Dass sich in der Anfangsphase des Nazi-Regimes Wissenschaftler sogar öffentlich positiv zu den neuen Machthabern äußern, mag daran liegen, dass sie sich in einer Art Aufbruchsstimmung befinden und eine gewisse Hoffnung auf Besserung für das zerrüttete Deutschland hegen. Die meisten Deutschen sind in dieser Zeit Patrioten, und die Nazis wissen durch ihre Propaganda geschickt an das Nationalgefühl der Menschen zu appellieren. Wie einst vor Ausbruch des Ersten Weltkrieges lassen sich Hunderttausende blenden und täuschen.

Sie sind nicht nur Not und Armut in der Bevölkerung leid, sondern auch die monatelang andauernden blutigen Straßenkämpfe verfeindeter Jugend- und Kampforganisationen der jeweiligen Parteien. Die NSDAP verschafft hier auf den ersten Blick Ruhe. Die Angst vor der Errichtung eines bolschewistischen Staates ist mit der Ausschaltung sozialistischer Kräfte gebannt. Die Nazis versprechen, die wirtschaftliche Gesundung des Landes, die Abkehr von Versailles und ein Mitspracherecht in Europa, was die Interessen des deutschen Volkes betrifft. Deutschland solle wieder etwas werden, aus der Unrechtsbehandlung herausfinden und Gleichberechtigung gegenüber seinen Nachbarn erfahren. Das ist es, was vor allem zu Beginn der »dunklen Epoche« einen gewissen euphorischen Effekt mit sich bringt. Das Ausmaß des Schreckens, den die Nazis über Deutschland und die Welt bringen werden, ist zu diesem Zeitpunkt sicher kaum jemandem bewusst, denn die allerwenigsten wären, auch nicht zu Beginn, der NSDAP hinterhergelaufen, hätten sie geahnt, dass Hitler und seine Parteigenossen wenig später schon wieder einen neuen großen Krieg planen. Der Wunsch in der Bevölkerung nach Frieden ist enorm, und Hitler verspricht in diesen Stunden genau das. So nehmen wohl auch die Ärzte im frühen nationalsozialistischen Deutschland gewisse Veränderungen hin, wie etwa die am 18. Juni 1933 vom Reichsfinanzministerium verordnete Veranlassung, einen Anteil ihres Gehalts freiwillig zur Förderung der »nationalen Arbeit« an das Finanzamt abzuführen.

Nissen erinnert sich an ein Gespräch, das er mit Sauerbruch unmittelbar nach Machtübernahme der Nazis führt, in dem dieser sich vehement weigert, die politischen Tatsachen und ihre weitreichenden Konsequenzen zu sehen. Er sei fest davon überzeugt gewesen, dass der ganze Spuk dieser Herrschaft »der Minderwertigen und Gescheiterten« – wie Sauerbruch sie genannt hat – schnell verfliegen würde.[71] Zeitweise kommentiert Sauerbruch die für ihn abstrusen Veränderungen mit seinem typischen Humor. Als sich bei ihm ein Chirurg empfiehlt, der Sorge hat, nicht eingestellt zu werden, weil sein Name jüdisch klinge, und er ihm per Eilpost als Ariernachweis einen Stammbaum zuschickt, der seine »arische« Abstammung bis ins Jahr 1685 nachweist, bestellt Sauerbruch seine Sekretärin zum Diktat. Er lässt sie ein Telegramm an den Bewerber schicken mit dem einzigen Satz: »Kann es nicht vor 1685 gewesen sein?«[72]

Zumindest können die Fürsprecher der Festveranstaltung in Leipzig nicht pauschal dafür verurteilt werden, die Ideologie oder gar den Antisemitismus der Nazis angenommen zu haben. Tatsächlich sind diese in der Minderheit und werden es bis zum Schluss bleiben. Das zeigen ihre weiteren Lebensläufe. Antisemitismus, der Kernbestandteil der NS-Ideologie, klingt auch in Sauerbruchs heute verpönter Rede überhaupt nicht an. Vielleicht hat er in diesem Moment aber seine vielen jüdischen Freunde vergessen. Sie alle arbeiten nicht mehr in der Charité. Zu oft ist er in dieser frühen Phase schon als Kritiker der Nazis oder als Unterstützer von Juden aufgefallen, sodass ihm sein Beruf und seine Stellung alles andere als gesichert erscheinen können. Er ist Pragmatiker, denkt national-patriotisch, konservativ, fühlt sich immer vorrangig als Deutscher, keineswegs aber als Nazi. Ähnlich bewertet es auch Sohn Peter Sauerbruch, der seit April 1932 zusammen mit Claus Schenk Graf von Stauffenberg als Offizier im 17. Bayerischen Reiterregiment diente und bereits seit seiner Zeit als Fahnenjunker eng mit dem späteren Hitler-Attentäter befreundet ist. Er schreibt über die politische Einstellung seines Vaters:

»Unsere Eltern waren – wie ich es bezeichnen möchte – national/liberal eingestellt. Hegte mein Vater auch eine erhebliche Skepsis gegenüber der Hysterie Hitler'scher Massendemonstrationen und warnte er mich, einer machthungrigen Bewegung nachzulaufen, deren Programm unberechenbar sei, so glaubte er doch fest an seine deutsche Nation.«[73]

Es ist somit erklärbar, dass Sauerbruch in seinen Ansichten 1933 Anknüpfungspunkte zu den nationalen und konservativen Themen der Nazis und Hitler findet. Über andere ideologische Punkte spricht er nicht, sondern stellt immer nur das Wohlergehen Deutschlands in den Vordergrund. So ist auch eine von ihm gehaltene Rundfunkrede zu erklären, in der er sich im Vorfeld der Volksabstimmung über den Austritt Deutschlands aus dem Völkerbund am 12. November 1933 positiv äußert. Dies ist allerdings seinem nationalen Denken geschuldet, er huldigt nicht Hitler, sondern ist in diesem Punkt mit ihm, wie die allermeisten Deutschen gleich welcher Parteizugehörigkeit, einer Meinung.

[…] Die deutsche Regierung braucht für ihre Bestätigung und ihren Weg dieses Mal gewiss keine Abstimmung, aber ein gewaltiges Bekenntnis des Volkes zum Willen des Führers und seiner großen Aufgabe wird der Welt zeigen, dass Deutschland

erwacht ist und sein Recht freier Selbstbestimmung zurück-
fordert zu wirklichem Frieden, zu Arbeit und Aufbau. Das ist
der Sinn des Volksentscheids [...][74]

Tausende Wissenschaftler und Ärzte stehen ihren jüdischen Kollegen bei, solange dies für sie keine Nachteile oder Gefahr bedeutet. Wie Sauerbruch handelt so auch Karl Bonhoeffer als Direktor der Nervenklinik der Charité, der seinen jüdischen Mitarbeitern zu Arbeitsstellen im Ausland verhilft. Schon Ende 1933 sind mehr als die Hälfte aller jüdischen Mediziner aus Deutschland emigriert und somit vor weiterer Willkür der Nationalsozialisten geschützt. Insgesamt gelingt es bis zum von Reichsführer SS Heinrich Himmler erlassenen Auswanderungsverbot vom 23. Oktober 1941 etwa 6000 jüdischen Ärzten, aus Deutschland zu emigrieren.

Sauerbruchs Rede in Leipzig muss man heute als Fehler bezeichnen, denn sie hat eine verheerende propagandistische Wirkung nach außen, auch wenn dem beliebten Chirurgen wohl zum Zeitpunkt des Vortrages nicht bewusst ist, dass seine Botschaft über den Rundfunk übertragen wird und diese erst so einen großen Empfängerkreis im »einfachen Volk« findet – was aber Absicht der Nationalsozialisten gewesen sein dürfte.

Es ist unabdingbar, die Rede zeithistorisch einzuordnen. Der zu diesem Zeitpunkt 58-jährige Sauerbruch ist ein gestandener Chirurg, sein Interesse gilt der Medizin. Ein Leben ohne sie wäre für ihn nicht vorstellbar gewesen. Dass er die Ideologie der Nationalsozialisten unterschätzt, zeigt sich allein schon in seinem naiven Glauben, er könne jüdische Ärzte im Beruf halten. Das hat nicht Nissen betroffen. In der Zeit der Machtübernahme versucht Sauerbruch, allen jüdischen Ärzten um sich herum Hoffnung zu machen, weil er selbst nicht daran glaubt, dass sich der Antisemitismus auf längere Zeit halten wird. Auch der jüdische

Chirurg Paul Rosenstein, der später in die USA emigriert, erinnert sich daran:

Ich war mit Sauerbruch gut bekannt und habe immer die hochanständige Gesinnung geschätzt, die er auch in der Hitlerzeit nicht verleugnet hat. Er war nie ein Nazi […] Als der braune Terror an die Regierung kam, war er Vorsitzender der Chirurgischen Gesellschaft […]. Er würde alles tun, um die jüdischen Chirurgen nicht aus den Vereinigungen ausschließen zu lassen. […] Da man gegen Sauerbruch manches vorgebracht hat, was ihn in einem schiefen Licht erscheinen lassen könnte, halte ich es für meine Pflicht, darauf hinzuweisen, daß sein Name in der deutschen Schreckenszeit politisch sauber geblieben ist […]. Ich traf mich mit ihm recht häufig, auch in der Hitler-Zeit, in der er mir offenherzig seine Abneigung gegen den Nationalsozialismus bekannte.«[75]

Hindenburg und der Staatsrat

Ein schwerer gegen Sauerbruch vorgebrachter Kritikpunkt ist der Umstand, dass er von Hermann Göring zum Staatsrat ernannt worden ist. Kennt man die Hintergründe, die dazu geführt haben, relativieren sich die Vorwürfe. Ein wichtiger Zeuge neben Sauerbruch selbst ist sein Oberpfleger Josef Schmidt, der schon in Sauerbruchs Münchner Zeit und insgesamt 30 Jahre für ihn gearbeitet hat. Zwischen den beiden herrscht ein enges Vertrauensverhältnis. Und so ist es auch Schmidt, den Sauerbruch zur Betreuung des Reichspräsidenten Hindenburg abstellt.

Mitte April 1934 erhält Sauerbruch einen Anruf von Hugo Adam, dem Hausarzt des alternden, damals 87-jährigen Reichspräsidenten, der ihn über den gesundheitlichen Zustand seines Patienten aufklärt. Sorgen bereiten ihm die stark vergrößerte Prostata Hindenburgs, die damit verbundene chronische Blasenentzündung und die zeitweise völlige Blockierung der Harnröhre. Sauerbruch stattet dem Kranken einen Besuch ab und erkennt sofort, dass eine Operation zu riskant ist. Stattdessen entscheidet er, seinen Pfleger Schmidt zu schicken, um einen Katheder zu legen, soll der dann zweimal am Tag entleert werden muss. Hindenburg ist nicht begeistert. Sauerbruch hält aber viel von Schmidt, der – wie er sagt – mehr ist als ein Pfleger. Er sei durchaus in der Lage, chirurgisch zu denken, und werde den Präsidenten schnell gesund machen. Hindenburg und Schmidt entwickeln in den nächsten Wochen ein freundschaftliches Verhältnis. Sauerbruch entscheidet bald, dass es besser sei, von Hindenburg zur weiteren Genesung auf sein Gut Neudeck in Westpreußen bringen zu lassen. Schmidt zieht zur Ganztagsbetreuung und Beobachtung bei ihm ein. Alle acht Tage kommt Sauerbruch, von dem Hindenburg viel hält, zur Visite. Hier erfährt der Präsident auch von dem sogenannten Röhmputsch, bei dem Hitler große Teile der Führungsriege der SA und andere für das Regime unliebsame Personen ermorden ließ.

SA-Chef Ernst Röhm hat seine Truppe zur neuen Volksmiliz aufbauen wollen. Für die altgedienten Generäle der Reichswehr ist das zu viel des Machtanspruches gewesen. Hitler entscheidet gegen Röhm und lässt ihn am 30. Juni 1934 unter einem Vorwand zusammen mit über 100 hohen Mitgliedern der Organisation von der von Heinrich Himmler geführten Schutzstaffel (SS) verhaften und anschließend ermorden. Mit dem *Gesetz über Maßnahmen der Staatsnotwehr* vom 3. Juli 1934 legitimiert Hitler den Massenmord. Anstelle der SA obliegt fortan der von Hitler selbst als NS-Elitetruppe gegründeten SS die Verfügungsgewalt über politische

Gegner und missliebige Personen. Die Reichswehr wird kurz darauf zur Wehrmacht umstrukturiert, und alle politische Macht im Staate verbleibt konkurrenzlos bei der NSDAP.

Hindenburg wird nicht über das gesamte Ausmaß des Gemetzels informiert. Aber ihm wird zugetragen, dass der ehemalige Reichskanzler General Kurt von Schleicher und seine Frau ermordet worden sind. Auf diese erschütternde Nachricht hin beginnt er, in seinem Bett zu weinen.

Am 3. Juli trifft Hitler auf Neudeck ein, um dem Reichspräsidenten persönlich über die Maßnahmen zu unterrichten. Schmidt ist während der Besprechung im Nebenraum und hört die Männer heftig streiten.

> *… Hatte Hitler es bis dahin immer wieder verstanden, sich wenigstens bis zu einem gewissen Grade das Vertrauen des Reichspräsidenten zu erhalten, so war vom Tage der Röhm-Affaire an der Bruch zwischen beiden endgültig. Hart hielt sich auf Neudeck das Gerücht, Hitler wolle den Feldmarschall in die Schorfheide bringen lassen, um ihn dort ganz zu isolieren und auszuschalten.*[76]

Hindenburg durchschaut Hitler, der das bemerkt und fortan selbst darüber bestimmt, wer den kranken Reichspräsidenten besuchen darf und wer nicht. Durch diese ganze Aufregung verschlechtert sich der Gesundheitszustand Hindenburgs in den kommenden Wochen dramatisch. Bald kann er das Bett gar nicht mehr verlassen. Schmidt berichtet:

»Am ersten August 1934 war der Feldmarschall zum letzten Mal bei Besinnung. Hitler war gekommen. Während der letzten Unterredung, die er mit dem Kanzler hatte, verwirrten sich die Gedanken des greisen Präsidenten mehr und mehr, bis er zuletzt den Mann, den er im Grunde seines Herzens verachtet hatte, nicht mehr zu erkennen vermochte und ihn mit Majestät anredete. Sein letzter Gedanke galt so seinem Kaiser [Wilhelm II.].[77]

Sauerbruch schreibt, der angekündigte Besuch Hitlers habe Hindenburg äußerst unruhig gemacht. Er habe Hitler nie geschätzt, ihn gar nicht gemocht, und er habe den Eindruck gewonnen, dass der Reichspräsident sich vor der Unterredung mit dem Reichskanzler regelrecht gefürchtet habe. Sauerbruch habe angeboten, Hitler den Besuch über eine medizinische Begründung zu untersagen, aber Hindenburg habe geantwortet, dass er Hitler unbedingt sehen müsse, denn er habe schon einmal vor der Weltgeschichte versagt, als er den Kaiser Wilhelm II. ins Exil gejagt habe. Nur aus Sorge um seine eigene Bequemlichkeit könne er nicht zum zweiten Mal versagen.[78]

Am zweiten August 1934 früh morgens um 9 Uhr tat Reichspräsident von Hindenburg, das Oberhaupt des deutschen Volkes, seinen letzten Atemzug. [...] Der Chef, der doch stündlich gegen den Tod kämpfte und gelernt hatte, ihm unerschrocken in die Augen zu blicken, schluchzte wie ein Kind.[79]

Schmidt ärgert sich darüber, dass Hitler dem letzten testamentarisch festgelegten Wunsch Hindenburgs nicht entspricht. Er hat sich gewünscht, unter der geliebten Eiche im Garten auf Neudeck begraben zu werden. Doch Hitler will seinen Tod propagandistisch ausschlachten. Nur als symbolische Geste lässt er etwas Erde aus dem Garten des Reichspräsidenten abtragen, um sie dann vor Hindenburgs Gruft aufzuschütten, die er sinnbildlich in Tannenberg aufstellen lässt, wo im August 1914 deutsche Soldaten unter von Hindenburgs Oberbefehl einen großen Sieg über

Russland feiern konnten. Schmidt und Sauerbruch sind bei der Zeremonie dabei. Der Pfleger schreibt:

So konnte ich beobachten, wie der Adjutant Schaub dem Kanzler, als er sich erhob, um die Grabrede zu halten, eine in blauem Leder gebundene Mappe reichte (...). Schon zum Gehen gewandt, schlug Hitler die Mappe auf und erkannte mit dem ersten Blick, dass ein Versehen unterlaufen war: In der Mappe befand sich irgendeine Rede, die für eine Feierlichkeit der nächsten Tage vorgesehen war. Mit einem bösen Blick warf er Schaub die Mappe wieder hin, ging zum Podium und hielt seine Rede aus dem Stehgreif. [...] Sauerbruch, der den Vorfall ebenfalls beobachtet hatte, sagte später zu mir: Da hast du sehen können, Josef, wie viel sie in Wirklichkeit von ihm gehalten haben und wie froh sie sein mögen, dass er aus dem Wege ist. Nicht einmal darauf wurde geachtet, dass die rechte Grabrede da war! [80]
Hitlers Grabrede war kurz und schloss mit dem Satz »Toter Feldherr, geh ein in Walhall!«[81]

Für Familie und Freunde muss das wie ein Affront gewirkt haben, denn Hindenburg ist strenggläubiger Christ gewesen. Nun aber empfiehlt ihn Hitler im Sinne seiner Propaganda den germanischen Göttern.

Hermann Göring fordert Sauerbruch kurz nach Hindenburgs Tod auf, eine Rechnung für die Behandlung zu stellen. Der überraschte Chirurg aber lehnt ein Honorar ab. Göring lässt ihm schriftlich mitteilen, Hitler bestünde auf eine Anerkennung für seine Arbeit. Sauerbruch antwortet darauf, er könne ihm ja einfach danken, und damit sei die Sache erledigt. Doch die Nazis wollen in ihrer Propaganda nicht auf den beliebten Arzt verzichten und nutzen die Gunst der Stunde in der Hoffnung, einen prominenten Fürsprecher zu bekommen, und sei es nur durch einen von ihnen verliehenen Titel, den dieser annehme. Sauerbruch erlebt das so:

Bei Rückkehr von einer Auslandsreise erfuhr ich, daß ich zum »Staatsrat« ernannt worden sei. Göring befahl mich zu sich und teilte mir mit, daß die Ernennung zum »Staatsrat als Ausdruck der Dankbarkeit für die Betreuung Hindenburgs – er sagte: ›des greisen Generalfeldmarschalls …‹ erfolgt sei«. Jetzt erschrak ich doch und stellte an die Übernahme des Titels die Bedingung, nicht in die Partei eintreten zu müssen und meine persönliche und vor allem akademische Freiheit behalten zu dürfen. Göring war einverstanden. Acht Tage später erfolgte die Ernennung [...]. Die übrigen Staatsräte sahen mich, als ich ihnen als neuer Kollege vorgestellt wurde, zutraulich an, und diese Blicke freundlich zu erwidern war alles, was man je von mir als »Staatsrat« verlangt hatte. Nie wurde ich zu einer Sitzung gerufen.
Nie habe ich meine staatsrätlichen Kollegen auf einem Haufen wiedergesehen. Zwar begann unser Personal, mich mit »Herr Staatsrat« und meine Frau mit »Frau Staatsrat« anzureden, doch wir haben es uns mit deutlichen Worten verboten.[82]

Nissen besucht 1935 noch einmal Berlin, trifft sich mit Sauerbruch und spricht mit ihm über die Verleihung des Titels. In einem beglaubigten Schreiben teilt Nissen mit, Sauerbruch habe ihm gegenüber erwähnt, wie wenig erfreut er über die Ernennung gewesen ist und dass eine Ablehnung des Preises aber nur unter erheblichen Repressalien gegen ihn und seine Familie möglich gewesen sei. Letztendlich habe er sich damit getröstet, dass die Verleihung von Hindenburg angeregt gewesen sein könnte.[83]

Nach dem Tod Hindenburgs macht Hitler sich zum Führer, Reichskanzler, NSDAP-Chef, höchstem Richter und Befehlshaber der Reichswehr. Die Machtergreifung ist damit auch formal abgeschlossen.

Sauerbruch hält weiterhin große Stücke auf Pfleger Schmidt und überträgt ihm, als dieser nach dem Tod Hindenburgs wieder zurück an die Charité kommt, die volle Verantwortung der Führung über seinen Operationssaal. Schmidt führt diese Aufgabe gewissenhaft aus, übernimmt dafür den harten Drill des Chefs und kommandiert Ärzte hin und her. Man nennt ihn in der Sauerbruchklinik bald den »König des Operationssaales«.[84]

In der Hierarchie steht er sogar über den Assistenten, die ein ums andere Mal versuchen, sich mit ihm gutzustellen, weil sie wissen, dass er einen guten Draht zum Chef hat. Oberarzt Wohlgemuth nennt Schmidt einen Operations-Inspektor, der sich um alles kümmere, von der Personaleinsatzplanung der Schwestern bis hin zur Instrumenten- und Gerätepflege, und der bei Sauerbruch im Ansehen sogar über den Oberärzten rangierte.[85]

Schmidt erlebt Sauerbruch bei den großen Erfolgen in seiner Berliner Zeit. An der Charité gelingt ihm als erstem Chirurgen die operative Entfernung eines Aneurysmas aus der Herzwand, auch erzielt er große Fortschritte in der Krebsmedizin und entfernt erfolgreich kompliziert sitzende Tumoren aus Lungen und Gehirnen.

Der Preis des verrücktesten Kriminellen der Geschichte

Sauerbruchs Voraussagen und Hoffnungen, der Nationalsozialismus sei nur eine vorübergehende Erscheinung und seine menschenverachtenden Ideologien seien nicht lange tragbar, erfüllen sich nicht. Im Gegenteil. Diejenigen Aktionen, die zunächst von der Mehrheit der Deutschen begrüßt worden sind – der Austritt aus dem Völkerbund, die Aufkündigung des Versailler Vertrages, das schnelle Aufblühen der Wirtschaft – geraten bald in den Schatten dessen, was die Nationalsozialisten darüber hinaus planen. Diejenigen Deutschen, die zuvor den Antisemitismus abgelehnt haben, zeigen sich erschrocken über die zunehmenden antijüdischen Maßnahmen. Von Anfang an ist der Antisemitismus Dreh- und Angelpunkt der nationalsozialistischen Ideologie, die Juden als »Untermenschen« und Arier als »Herrenmenschen« betrachtet. Nachdem bis 1935 Juden aus nahezu allen Berufszweigen ausgeschlossen sind, fangen die Nazis an, auch die Bürger- und Menschenrechte gesetzlich zu beschneiden. Am 15. September 1935 verabschieden sie die *Nürnberger Rassengesetze*. Die bis dahin inhumansten Verordnungen des Dritten Reiches werden von Hermann Göring über den Rundfunk verlesen. Nach dem dort formulierten *Reichsbürgergesetz* wird zwischen Reichsbürgern, also »Staatsangehörigen deutschen oder artverwandten Blutes«, und Staatsangehörigen ohne bürgerliche Rechte, den sogenannten »Volljuden« sowie »Mischlingen«, solchen mit eingeschränkten Bürgerrechten, unterschieden. »Volljude« ist, wer mindestens drei jüdische Großeltern aufweist.

Das zweite Gesetz, das sogenannte *Blutschutzgesetz*, verbietet Eheschließungen und Geschlechtsverkehr zwischen Nichtjuden und Juden, um die »deutsche Rasse reinzuhalten«.

Das Curriculum des Medizinstudiums wird Stück für Stück reformiert. Während das Hauptstudium verkürzt wird, gelangen neue Fächer und Inhalte in den Lehrplan. Unter anderem Rassenbiologie, Neue deutsche Heilkunde, Geschichte und Praxis des Heeres- und Sanitätswesens, Gas- und Luftschutzes und Wehrmedizin. Männliche Studenten müssen in der Vorklinik außerdem an

Sport- und Leibesübungen und politischen Schulungen teilnehmen, Studentinnen eine Ausbildung zur DRK-Helferin machen und Luftschutzsanitätsdienst ableisten.

Was den meisten Deutschen nicht bewusst ist, was auch keiner glauben möchte, wird in diesen Veränderungen bereits deutlich. Der Krieg wird vorbereitet, die *Rassenfrage* auf die Spitze getrieben. Jede berufliche oder gesellschaftliche Gruppe hat sich an den *Rassengesetzen* zu orientieren, ihre jeweiligen Organisationen werden mit der Ideologie unterwandert. So auch im gesamten Gesundheitswesen. Dafür werden externe, auf Kurs der Nationalsozialisten stehende Wissenschaftler in die Charité eingeladen, um ihre Propaganda unter die Ärzte zu bringen. Oberarzt Beckmann erinnert sich an einen Filmvortrag des damaligen Präsidenten der *Deutschen allgemeinen ärztlichen Gesellschaft für Psychotherapie* Professor Hans von Hattingberg, der den Berliner Lehrbeauftragten und Assistenzärzten versucht weizumachen, Psychotherapie könne nur der betreiben, der *Mein Kampf* gelesen hat.[86]

Den Nationalsozialisten ist die Medizin eine ungemein wichtige Angelegenheit. Sie hoffen darauf, dass Ärzte biologisch beweisen können, dass höherwertige und minderwertigen »Rassen«, die es ihrem Anspruch nach auszurotten gelte, existieren, das heißt, dass sie genetisch nachweisbar und unterscheidbar sind. Spätestens nach der Erkenntnis, dass Hitler die bisher anerkannte Medizin infrage stellen, rassistisch umdeuten und für sich vereinnahmen möchte, kann Sauerbruch den Nazis nichts Positives mehr abgewinnen. Er schließt innerlich komplett mit ihnen ab, denn nun geht es um seine Ehre als Arzt und die Ehre der gesamten deutschen Medizin. Er weiß, was die Nazis von ihm erwarten und dass Proteste für ihn lebensgefährlich sind. Denn welcher Wissenschaftler sich zu dieser Zeit gegen die neuen Herrscher stellt, der verschwindet von der Bildfläche.

Dennoch beginnt Sauerbruch, sich offen aufzulehnen. Dazu gibt es aus der Zeit nach 1934 zahlreiche Beispiele.

Sauerbruch ist Vorsitzender der *Gesellschaft Deutscher Naturforscher und Ärzte* und spricht sich auf der 94. Versammlung der Vereinigung (20.– 23.9. 1936) vehement gegen die von den Nazis bewusst vorangetriebene *Deutsche Heilkunde* aus, die dem deutschen Volkskörper eine Pflicht zur Gesundheit vorschreibt und in der nach sozialdarwinistischen Theorien das Wohl des Einzelnen die Bedeutung verliert. Das Vorstandsmitglied Louis Grote, damals Leitender Arzt des Dresdener Rudolf-Heß-Krankenhauses, der in der Eröffnungsrede einen Appell für eben diese neue Medizin fürs Volk abgibt, führt er vor den versammelten Kollegen förmlich vor und wehrt sich gegen jede Einflussnahme der Nationalsozialisten in den Wissenschaftsbetrieb. Ein Auszug aus seiner Ansprache:

Die Hochschule hat das Recht, selbst zu bestimmen, wo ihr Ort ist. Und zwar kann sie das, trotz aller Versuche, ihr diese Berechtigung abzusprechen. […] Die Wissenschaft hat eine Reinigung von außen nicht nötig. Sie selber ist von jeher die größte Revolutionärin gewesen, und sie hat sich stets aus eigener Kraft von Irrtümern und Fehlern zu befreien gewußt. […] Es ist notwendig, das Geistige neben dem Elementar-Willensmäßigem schärfstens zu betonen, d.h. den vom Führer in Acht und Bann getanen Intellektualismus zu züchten. Oder – auf die neuen, staatlich approbierten Methoden in der Medizin, speziell auf die Erbgesundheitslehre zu beziehen: Der neue Weg, der jetzt empfohlen wird, ist kein Weg.[87]

Als Sauerbruchs größten Affront dürften die Nazis seine Wertschätzung für Albert Einstein verstanden haben, denn erst zwei

Wochen zuvor hat Hitler auf dem Nürnberger Parteitag den Physiker Philipp Lenard für seine »Widerlegung der Relativitätstheorie« gewürdigt. Sauerbruch ruft in den Raum: »Die größte [positive] Erschütterung des überlieferten, rein rational-mechanischen Weltbildes ging von der Quantenphysik und der Relativitätstheorie aus.«[88]

Am Schluss seiner Rede appelliert Sauerbruch an die akademische Jugend: »Weltanschauung ist eine Angelegenheit, die nur der reife und erprobte Mensch sich erworben haben kann. Weltanschauung ist keine Angelegenheit der Jugend.«[89]

Eine tiefe Schmähung, denn gerade die Jugend ist von Beginn an die wichtigste Zielgruppe der NS-Propaganda; schließlich ist sie dafür vorgesehen, für Deutschland in den Krieg zu ziehen. Wie sehr sich die Nationalsozialisten von Sauerbruchs Ansprache gestört fühlen, zeigt die Zensur seiner Rede in den Tageszeitungen, die bis zur Unkenntlichkeit verfälscht wird. Jegliche Kritik am System wird darin nicht übernommen. Nissen schreibt über die Berichte im Berliner NSDAP-Kampfblatt *Der Angriff* und in der *Berliner Börsen-Zeitung,* dass sie

… Den Eindruck [erweckten], daß Sauerbruch eine nationalsozialistische Wald- und Wiesenrede gehalten habe. Aber auch den etwas gewissenhafteren Berichten hatten ausländische Blätter lediglich entnommen, daß Sauerbruch gegen die nationalsozialistische Einmischung in den Universitätsbetrieb protestierte. In Wirklichkeit hielt, nach Berichten von Ohrenzeugen, Sauerbruch eine regelrechte Generalabrechnung mit dem Nationalsozialismus.[90]

Dass die Nazis Sauerbruch nach dieser Ansprache nicht unschädlich machen, ist zweifelsohne nur seinem Renommee in der deutschen Gesellschaft zu verdanken. Eine Verhaftung und Verurteilung Sauerbruchs oder gar eine Hinrichtung wären dem Volk ohne einen triftigen Grund nicht zu verkaufen gewesen. Und einen solchen finden sie nicht.

Dennoch dürften die Machthaber nach dieser Ansprache Sauerbruch unmissverständlich klargemacht haben, dass er sich so etwas nicht noch einmal leisten dürfe. Hitler lässt sich noch wochenlang kaum beruhigen. Goebbels notiert in seinem Tagebucheintrag vom 18. November 1936: »Beim Führer, Er schimpft sehr auf Sauerbruch.«[91]

Zeit für den Professor, sich eine Auszeit zu nehmen und seinen Freund Nissen zum zweiten Mal in der Türkei zu besuchen. Dieser schreibt:

Seine Unruhe und Unstetigkeit hatten zugenommen. Zum
Teil trug daran die politische Situation in Deutschland Schuld.
Er fühlte sich immer wieder veranlaßt, antinazistische
Demonstrationen zu machen, die natürlich zwecklos waren,
eben weil sie nur untergeordnete Dinge betreffen konnten.
In den folgenden Wochen lebte er dann in der Vorstellung, daß
Nazis und Gestapo ihn zur Verantwortung ziehen würden.[92]

Wieder spielt Sauerbruch mit dem Gedanken der Emigration. Doch fühlt er sich verpflichtet, als Arzt für sein Vaterland da zu sein. Ob er geahnt hat, welch schlimmer Krieg sich schon bald abzeichnet, in dem er sich wie im Ersten Weltkrieg gebraucht fühlen würde?

Eher lag ihm schon eine andere (...) Motivierung nahe:
»zu bleiben, um Schlimmeres zu verhüten«. Aus seinen Briefen

und Äußerungen ging hervor, daß er in zunehmendem Maße von
dem Empfinden beherrscht war, Deutschland werde durch die
regierenden Verbrecher dem Abgrund immer näher gebracht.[93]

Während eines Treffens in Luzern im Jahre 1936 habe Sauerbruch wieder von einer Auswanderung gesprochen. Nissen und
er seien bei einer Diskussion darüber zu der Erkenntnis gelangt,
Sauerbruch solle sich mit seinem Einfluss einer Widerstandsbewegung anschließen.[94]

Was Nissen zu diesem Zeitpunkt nicht erahnen kann, denn es
wird erst Jahrzehnte später publik, ist, dass Sauerbruch zu dieser
Zeit wegen seiner Kontakte zu den Nazis bereits vom amerikanischen Geheimdienst durch den Informanten Hans Bie observiert
wird. In einem Bericht, den die CIA 2001 veröffentlicht, beschreibt Bie, dass er Sauerbruch 1937 in ein Gespräch über Hitler
verwickelt habe. Dieser habe ihm gesagt, er sei nach jahrelanger
Beobachtung zu dem Schluss gekommen, dass Hitler ein Grenz-
fall zwischen Genie und Wahnsinn sei. Ob er in Richtung Wahnsinn ausschlage, werde sich bald entscheiden. Hitler könne, so
Sauerbruch zu Bie, der verrückteste Kriminelle aller Zeiten werden, den die Welt je gesehen habe. Drei Monate später trifft ihn
Bie erneut, um seine Einschätzung zu erfahren. Sauerbruch bestätigt, dass der Führer wahnsinnig geworden ist.[95]

Vor diesem Hintergrund scheint auf den ersten Blick ein weiterer Punkt der Sauerbruch-Kritiker erstaunlich. Jener nämlich,
dass der Chirurg im selben Jahr, in dem er glaubt, Hitler könne
der verrückteste Kriminelle aller Zeiten werden, den *Staatspreis*
für Kunst und Wissenschaft auf dem Reichsparteitag in Nürnberg
entgegennimmt. Er soll hierüber selbst zu Wort kommen, denn
anderes hierzu ist nicht überliefert. Der Chefchirurg der Charité
erhält einen Anruf eines Sekretärs der Regierung:

*Der Führer sei ergrimmt, weil der Schriftsteller Carl
v. Ossietzky den Nobelpreis erhalten habe. Er, Hitler, werde
einen deutschen Nationalpreis stiften, der zum ersten Mal in
diesem Jahre, wir schrieben 1937, verliehen werden solle.
Jährlich neu auf dem Reichsparteitag sollten drei verdienstvolle
Deutsche mit diesem Preis ausgezeichnet werden. Ein Arzt
solle unter den dreien sein, wurde mir gesagt, und die Reichsregierung bitte mich um einen Vorschlag. Ich antwortete kurz:
»da kommt nur August Bier in Frage«, und vergaß die ganze
Angelegenheit umgehend. Dann erhielt ich eine Einladung
zum Reichsparteitag. Ich solle mich am 7. September 1937 im
Nürnberger Opernhaus einfinden. [...]. Neben mir fand ich
Professor Bier. Ich war sehr spät gekommen, im letzten Augenblick, bevor Hitler und Heß durch die spalierbildende Menge
zu Fuß das Opernhaus betraten.
Wir erhoben uns alle, als sie eintraten, und in der kurzen Zeit,
die verging, bis Goebbels auf die Bühne kam, flüsterte ich Bier
zu: »Ich freue mich für dich!«
Der erwiderte: »Was soll das heißen? Du bist doch derjenige,
welcher!«
Ich lächelte, denn ich wußte es besser. Wir konnten nicht
weiterreden, Goebbels begann zu sprechen und verkündete
die Namen der Ehrenpreisträger ... und dann kam die große
Überraschung. Bier und ich mußten uns erheben und auf
das Podium kommen, denn der dritte Preis war auf uns beide
gefallen. Jeder von uns erhielt fünfzigtausend Mark.
Als alles vorbei war, erzählte mir Bier, die Reichsregierung
habe ihn angerufen und gefragt, welcher Arzt den Preis
erhalten solle. Er habe geantwortet: »Da kommt nur Sauerbruch in Frage.«*[96]

Goebbels bestätigt in seinem Tagebuch, dass Sauerbruch von seiner Ernennung überrascht gewesen ist. Im Eintrag vom 8. September 1937 verrät Goebbels allerdings auch etwas, das Sauerbruch sicher nicht bewusst gewesen ist: Der Preis hätte eigentlich an ihn alleine gehen sollen.

Sauerbruch haben wir noch mit Ach und Krach von Baden-Baden nach hier mit dem Flugzeug geholt. Er wird sich wundern. Nachmittags kommen Dr. Wagner [Reichsärzteführer Gerhard Wagner] und Genossen und protestieren stark gegen Sauerbruch. Er sei ein Judenknecht etc. Gegen seine wissenschaftlichen Verdienste können sie nichts vorbringen.
Wir gehen zum Führer, aber der will nicht zurück. Schließlich einigen wir uns auf folgender Basis: Ein Preis wird in 2 Raten zu je 50000 Mk verteilt. Eine Rate Bier, eine Sauerbruch. Dann muss die ganze Rede wieder umgeworfen werden. Wagner hilft mir bei der Begründung, und dann sind wir klar. Das war eine Zangengeburt![97]

Goebbels hat fünf Tage zuvor über die propagandistische Bedeutung Sauerbruchs als Mittel gegen den Nobelpreis geschrieben: »Sauerbruch [...] ein Mann der freien Medizin. Dazu noch ein bedeutender Forscher. Das macht Eindruck.«[98]

Reichsforschungsrat und Generalarzt

Wie einleitend erwähnt, wirft der »Beirat« in Hannover Sauerbruch vor, er habe in seiner Funktion als Fachspartenleiter im Reichsforschungsrat und als berufener Generalarzt des Heeres wissentlich medizinische Versuche an KZ-Häftlingen abgesegnet;

auch der Name Josef Mengele fällt in diesem Zusammenhang. Dies ist der schwerwiegendste Vorwurf, der hier dringend erörtert werden muss. Was ist dran an den Vorwürfen, die auch Gemser und Eckart anführen?

Der Reichforschungsrat wird am 16. März 1937 als »Versammlungsort aller Naturwissenschaften und der Mathematik« eröffnet. Von Anfang an soll dieser in Forschung und Entwicklung die technisch-wissenschaftlichen Fragen der Wehrmacht unterstützen und sich nach Anspruch des Vierjahresplanes der Kriegsvorbereitung der Nazis unterordnen. Ins Leben gerufen hat den Reichsforschungsrat der Physiker Erich Schuhmann, auch genannt »Wissenschaftsorganisator im Nationalsozialismus«.

Als im März 1938 Deutschland Österreich annektiert und ein Jahr später die Tschechoslowakei besetzt, verfügt die Charité über 1662 Betten. Die darin liegenden Patienten und die aufmerksamen Zeitungsleser unter den über 1770 Mitarbeitern verfolgen zu Beginn des Jahres 1939, wie sich die politischen Spannungen mit Polen immer weiter zuspitzen. So werden deutsche Pläne abgelehnt, die Freie Stadt Danzig wieder ins Reich einzugliedern. Hitler nimmt die Streitigkeiten zum Anlass, um am 1. September 1939 Polen zu überfallen. Dieser Tag markiert den Ausbruch des Zweiten Weltkrieges. Da zuvor Frankreich und Großbritannien Polen ihren uneingeschränkten Beistand zugesichert haben, erklären sie zwei Tage später dem Deutschen Reich den Krieg.

Nicht alle Deutschen sind vom Kriegswillen gepackt, einige denken von Beginn an über eine drohende Niederlage nach. Möglicherweise, weil sie einige Nazis persönlich kennen. Wie auch Sauerbruch, der viele von ihnen zu seinen eigenen Patienten gezählt hat. Völlig aufgelöst von der Nachricht über den Kriegsausbruch bestellt er Oberpfleger Schmidt aus dessen Urlaub in München zurück an die Charité, um seine Sicht der Dinge zu erfahren. Er tritt in das Büro des Chefs:

>*Was meinst du«, fragte er mich, »werden wir den Krieg gewinnen? Was hast du so in München gehört, wie denkt man dort?«*
Nun kannte ich die politische Gesinnung meines Chefs ja sehr genau und konnte ganz offen sprechen. Wir setzten uns hin und erwogen die vielen Für und Wider, die ein Gewinnen oder ein Verlieren des Krieges wahrscheinlich machten. Schließlich kamen wir zu der Überzeugung, dass wir diesen Kampf nicht gewinnen konnten. Auf einem Atlas verglichen wir die Größenverhältnisse unseres Vaterlandes mit denen der Feindgebiete. Ich sehe den Chef noch heute vor mir, wie er immer wieder mit dem Finger über die Landkarte strich und dabei den Kopf schüttelte. »Unmöglich!«, sagte er leise, »unmöglich!« [...] Zusammen mit dem Chef hatte ich die Villen und Schlösser eines Göring, Hess, Ribbentrop und anderer besucht und erlebte es immer wieder, wie sich sein Gesicht verzog, wenn wir einmal allein gelassen wurden: »Nu kuck dir doch bloß mal diese Bonzen an, Josef, wie sie ihre Paläste ausschmücken!« und dabei prüfte er verächtlich die dicken Lagen kostbarer Teppiche, über die wir schritten. Ich weiß, wie er die Nazis hasste, er behandelte sie aber, um sie benutzen zu können, wenn er andern helfen wollte, wenn es galt, allzu wahnwitzige Anordnungen für die deutsche Medizin zu verhindern und Härten zu mildern.[99]

Der Krieg, der womöglich für Sauerbruch einen unerwarteten, aus Nazi-Sicht aber positiven Verlauf nimmt, beginnt für ihn selbst spätestens mit dem Sieg über Frankreich Ende Juni 1940. Ein Jahr zuvor hat er seine zweite Frau Margot geheiratet und ist mit ihr in eine große Villa an der Hertastraße 11 in den Berliner Grunewald gezogen.

Als *Beratender Chirurg* muss Sauerbruch Lazarette in Frankreich, Belgien und Holland inspizieren, die Art der Verletzungen und Behandlungen dokumentieren und Verbesserungen für das Sanitätswesen sowie den logistischen Transport von Verwundeten ausloten. Mit seinem Vorgesetzten Werner Wachsmuth fährt er bis nach Südfrankreich. In der an der Loire gelegenen Stadt Tours verabreden sie sich mit dem dort stationierten, oppositionellen Generalfeldmarschall Günther von Kluge, der nach dem Attentat vom 20. Juli 1944 Selbstmord beging. Sauerbruch gerät hier mit einem ihm unbekannten, ebenfalls beim Treffen anwesenden General in eine heftige Diskussion. Wachsmuth erinnert sich daran, dass dieser Offizier gesagt habe, man müsse doch nun endlich auch die Schweiz vereinnahmen und besetzen. Sauerbruch hält ihm aufs Schärfste entgegen, dass die Schweiz die historische Aufgabe habe, die vom Dritten Reich zerschlagene Kultur für eine bessere Zukunft zu bewahren.

Wachsmuth schreibt: »An dieses Wort Sauerbruchs mußte ich später denken, als nach der vernichtenden Niederlage die deutschen Klassiker in Schweizer Verlagen erschienen und [die] uns halfen, unsere verlorenen Bibliotheken wieder aufzufüllen.«[100]

Während des Krieges werden Schwerstverwundete und Verstümmelte zu komplizierten Operationen in die Berliner Krankenhäuser verladen, um behandelt und wieder »fronttauglich« gemacht zu werden. Sauerbruch erhält für seinen Einsatz am 20. April 1942 das Kriegsverdienstkreuz I. Klasse mit Schwertern und wird zum Generalarzt des Heeres befördert; außerdem wird er Mitglied des wissenschaftlichen Senats des Heeressanitäts-

Sauerbruch als General-
arzt des Heeres mit
Kriegsverdienstkreuz

wesens. Am 12. Oktober wird ihm zusätzlich das Ritterkreuz zum Kriegsverdienstkreuz mit Schwertern verliehen.

Im Morgengrauen des 22. Juni 1941 brechen über drei Millionen deutsche Soldaten in 121 Divisionen auf, um ohne Kriegserklärung in die Sowjetunion einzurücken. Hitler löst an diesem Tag, seinem ideologischen Ziel folgend, für die Deutschen »Lebensraum im Osten« zu schaffen, den längsten und grausamsten Feldzug des Zweiten Weltkrieges aus. Sauerbruch wird bald Lazarette in der Ukraine inspizieren. Er ist hier schon der Meinung, dass sich alle deutschen Siege nur kriegsverlängernd auswirken.[101]

1942 wird der *Reichsforschungsrat* neugestaltet und dem *Reichsministerium für Bewaffnung und Munition* unterstellt. Das

Interesse an der Wissenschaft steigt seitens der Nationalsozialisten, je länger der Krieg dauert. Es geht im Wettbewerb mit den Briten und der Sowjetunion um die Entwicklung immer verheerenderer Waffen.

Von 1940 bis zum Ende des Zweiten Weltkrieges leitet Bernhard Rust den in dreizehn Fachsparten gegliederten Reichsforschungsrat. Ihnen steht jeweils ein Leiter vor, der frei über die Genehmigungen von Anträgen zu Forschungsförderung bestimmen kann. Sauerbruch ist seit 1937 Leiter des Bereichs Medizin. Berufen dazu wird er allein wegen seiner fachlichen Kompetenz. Fast sämtliche dokumentierten Anträge zur Förderung, die Sauerbruch in seiner Funktion als Fachspartenleiter des Reichsforschungsrates absegnet, liegen im Bereich des normalen Forschungsinteresses und weisen nicht auf Menschenversuche oder Verbrechen hin. Pro Jahr wird Sauerbruch allein bis zu 500 gestellte Anträge prüfen. Dass er hierbei nicht in die Tiefe gehen kann, sondern auch gezwungen ist, sich auf den Ruf der Antragsteller und ihrer Organisationen zu verlassen, ist bei der Masse der Anträge unabdingbar. Dabei will er seinem Anspruch nach auch möglichst wenig in die freie Forschung der Kollegen eingreifen.

Angreifbar wird Sauerbruch maßgeblich durch drei belegte, von ihm mit Zuschüssen bewilligte Förderungen von anthropologischen Versuchen, die an Insassen von Konzentrationslagern durchgeführt werden sollen. Allerdings geht aus keinem einzigen dieser Anträge annähernd hervor, dass es sich um Versuche an Personen handelt, die damit nicht einverstanden sind, und insbesondere nicht, dass Menschen hierbei zu Schaden oder sogar zu Tode kommen werden. Versuche an Tier und Mensch sind in dieser Zeit in der Medizin und Pharmazie alles andere als ungewöhnlich und weltweit üblich. Neben freiwilligen Probanden greift man dabei auf Strafgefangene zurück, die aufgrund von angebotenen Hafterleichterungen entweder freiwillig oder abgenötigt ihr Einverständnis dafür geben. Das betrifft auch Konzentrationslager.

Anhand der an ihn gerichteten Anträge lässt sich keineswegs ableiten, dass Sauerbruch über die tatsächliche Situation der Gefangenen in Konzentrationslagern informiert ist. Die Formulierungen in den Gesuchen entsprechen den von SS-Chef Heinrich Himmler dafür angeordneten Prinzipien der Geheimen Reichssache, nach der über inhumane Vorgänge in Konzentrationslagern immer nur ein kleiner Kreis eingeweiht wird und auch daraus jeder lediglich das erfährt, was zwingend für seine Beteiligung am »Gesamtprojekt« notwendig ist.

Um welche drei Anträge geht es?

Zu den von Sauerbruch geförderten anthropologischen Versuchen gehören die Senfgas-(Lost-)Experimente des Professors für Anatomie und Histologie der Reichsuniversität Straßburg, August Hirt, der an der Militärischen Akademie Berlin mit Versuchen an Tieren und an zwei freiwilligen menschlichen Probanden den therapeutischen Einsatz bestimmter Giftstoffe geprüft hat. 1942 ersucht Hirt um eine Weiterführung der Experimente an nicht näher definierten Versuchspersonen im KZ Natzweiler. Seinen Forschungszweck beschreibt er als »die Veränderung des Lebens im Organismus bei Einwirkung von Kampfstoffen als Grundlage für die Verhinderung von Schäden durch prophylaktische Anwendung bestimmter Stoffe«.

Sauerbruch bewilligt diesen Antrag.

Hirt wird später im *Nürnberger Ärzteprozess* in seiner Abwesenheit schuldig gesprochen, an der Ermordung von mindestens 86 Juden im Konzentrationslager Natzweiler-Struthof beteiligt gewesen zu sein. Er entgeht seiner Verurteilung dadurch, dass er sich am 2. Juni 1945 selbst erschießt.

Weiter bewilligt Sauerbruch Projekte für Versuche des *Kaiser-Wilhelm-Instituts für Anthropologie, menschliche Erblehre und Eugenik*. Allein der Name der Einrichtung ruft bei dem um die Medizinverbrechen der Nationalsozialisten wissenden Leser Unbehagen hervor. Hier ist aber für eine Bewertung der zeithistorische Kontext ausschlaggebend. *Rassenlehre* und Eugenik (Erbgesundheitslehre), so verpönt sie heute sind, gelten in den 1920er-Jahren weltweit als moderne, in der Medizin, Biologie und Sozialwissenschaft anerkannte Wissenschaften. Die Forschungen des *Kaiser-Wilhelm-Institutes* haben während der gesamten Zeit der Weimarer Republik international einen ausgezeichneten Ruf erfahren. Auf Studien des Instituts haben sich Ärzte und Wissenschaftler in der ganzen Welt berufen. Keine politische Partei hat gegen die Einrichtung Vorwürfe erhoben. Erst die Perversionen, welche die Nazis mit den auf Charles Darwin basierenden Theorien betrieben haben, decken die Gefahr und ethische Unvertretbarkeit auf, die durch Zwangssterilisationen, Euthanasie oder Rassenhygiene entstehen.

Sauerbruch selbst betreibt keine *Rassenforschung*, sie fällt nicht in sein Gebiet, und er hält auch nichts von ihr, bezeichnet sie als aufgenötigtes Hemmnis der freien Forschung. Dennoch bewilligt er zwei Forschungsvorhaben, die diesem Bereich zuzuordnen sind. Es handelt sich um vom Leiter des *Kaiser-Wilhelm-Institutes* Otmar Freiherr von Verschuer gestellte Anträge, die unter den Kennwörtern »Spezifische Eiweißkörper« und »Augenfarbe« laufen.

Für sein Projekt »Spezifische Eiweißkörper« infiziert Mengele im KZ Auschwitz-Birkenau Menschen »verschiedener geographischer Herkunft« mit Krankheitserregern und sendet die Proben an Verschuer nach Berlin, der damit gemeinsam mit seinem Assistenten Eugen Fischer einen serologischen *Rassentest* erstellen will.

Das Projekt »Augenfarbe« betreut eine weitere Assistentin Verschuers. Karin Magnussen forscht über die Pigmentierung der menschlichen Iris und bittet Mengele, ihr im Todesfalle eines bestimmten Zwillingspärchens, das er zu Dokumentationszwecken beobachtet hat, die präparierten Augen nach Berlin zu schicken. Dass Mengele dieses als Aufruf zum Mord auffasst und die Zwillinge tötet, um an die Augen zu kommen, ist weder Magnussen noch Sauerbruch vor oder nach Genehmigung und Durchführung des Versuches bekannt. Erst beim *Nürnberger Ärzteprozess* wird der Fall aufgeklärt.

Gerade im Wissen um Sauerbruchs offenes Bekenntnis zur Humanmedizin, seine Ablehnung der Parteizugehörigkeit und des Antisemitismus ist es mehr als unwahrscheinlich – und wäre nicht »sachdienlich« –, dass die Antragsteller diesen Mann, von dem man lange weiß, dass er zu lautstarken Protesten neigt, mit Details betraut hätten. Überhaupt geht aus allen drei hier diskutierten Anträgen nicht hervor, dass die beantragten anthropologischen Versuche mit menschlichem Leid verbunden sind. Um noch konkreter zu werden, ist Grundlage der Kritik an Sauerbruch ein Schreiben des *Kaiser Wilhelm Instituts* vom 31. Oktober 1944, in dem auf die Versuche Verschuers eingegangen wird und aus dem ersichtlich wird, dass Mengele am Projekt beteiligt ist. Darin heißt es:

Mit Genehmigung des Reichsführer SS [Heinrich Himmler] werden anthropologische Untersuchungen an den verschiedensten Rassengruppen dieses Konzentrationslagers durchgeführt und die Blutproben zur Bearbeitung an mein Laboratorium geschickt.[102]

Zusammenfassend lässt sich festhalten, dass Sauerbruch die drei ihm vorgeworfenen umstrittenen Forschungsvorhaben zwar bewilligt hat, ihm deren wahrer Ausgang aber mit allergrößter Wahrscheinlichkeit nicht bekannt gewesen ist; ebenso wenig dürfte er gewusst haben, dass Versuche an lebenden Menschen durchgeführt worden sind. Das bestätigt er auch unter Eid bei seinem Entnazifizierungsprozess, und ein geladener Zeuge beglaubigt diese Aussage. Einen Gegenbeweis gibt es nicht.

Auch Notker Hammerstein, der die Anträge an Sauerbruch untersucht hat, kommt zu dem Schluss, dass der verbrecherische Charakter bei den an Sauerbruch herangetragenen Förderungsanfragen weder aus den an den Reichsforschungsrat gerichteten Anträgen und Berichten selbst noch aus späteren Veröffentlichungen der Forschungsergebnisse hervorgeht. Nach Hammerstein sind alle Anträge klassischen und seriösen Themen der Anthropologie zuzurechnen, aus denen in keiner Weise hervorging, dass mit Menschen experimentiert werde oder dass gar Menschen dadurch zu Tode kommen würden.[103]

Zumindest eingeschränkte Kenntnisse über inhumane Menschenversuche erlangt Sauerbruch jedoch bei einem Vortrag auf der 3. Arbeitstagung Ost der beratenden Fachärzte an der Militärärztlichen Akademie zu Berlin, die vom 24. bis 26. Mai 1943 stattfindet. Zu diesem Zeitpunkt ist er als Generalarzt des Heeres anwesend. In ihrem direkt nach der Mittagspause um 15 Uhr vorgetragenen Referat »Sulfonamidbehandlung bei Schusswunden« berichten die SS-Ärzte Karl Gebhardt, Leibarzt Himmlers, und Fritz Fischer vor etwa 200 hohen Militärärzten über die ein Jahr zuvor von Himmler in Auftrag gegebenen Versuche an 74 polnischen Frauen, die als Partisaninnen zum Tode verurteilt worden sind. Bei diesen hat Gebhardt, so gibt er während des Vortrages zu, absichtlich eine Infektion mit Gasbrand hervorgerufen, um danach die Wirkung des Breitbandantibiotikums Sulfonamid zu testen. Im *Nürnberger Ärzteprozess* wird Gebhardt wegen dieser Versuche zum Tode verurteilt.

Der Vorwurf der Sauerbruch-Kritiker, dass dieser bei der Fachtagung nicht interveniert, steht im Raum und hat auch beim *Nürnberger Ärzteprozess* zur Debatte gestanden. Er verteidigt sich damit, dass allen Zuhörern im Saal vollkommen klar gewesen sei, dass bei den Versuchen lediglich von zum Tode Verurteilten die Rede gewesen ist. Ob diese zu Recht verurteilt worden sind, hat er nicht infrage gestellt, und das habe man ihm auch nicht zugetragen. Ein weiterer Zuhörer der Fachtagung äußert sich während einer Befragung auf dem *Nürnberger Ärzteprozess* in einer eidesstattlichen Erklärung wie folgt zu Gebhardts Vortrag und den Reaktionen im Saal:

In der Diskussion auf die Frage nach Art der Versuchspersonen einzugehen, war nach meiner festen Überzeugung für keinen der Diskussionsredner möglich. Die anwesenden Sanitätsoffiziere … hatten vor diesem Gremium schon aus Gründen der SS-Ärzte keine Kritik üben können. Da Prof. Gebhardt als General der Waffen-SS volle Verantwortung für die Versuche übernommen hatte, hätte jede Kritik an der Auswahl der Versuchspersonen unter den damaligen Verhältnissen eine Kritik an der SS bedeutet. Über die Folgen, die sich hieraus für den Kritisierenden ergeben hätten, glaube ich hier nichts sagen zu brauchen …
Eine Stellungnahme bezüglich der Versuchspersonen oder eine Ablehnung ihrer Auswahl hätte in dem hier in Betracht kommenden Kreise einen Affront sondersgleichen bedeutet, eine Demonstration, welche außerdem wegen der großen Zahl der Teilnehmer nicht geheim geblieben wäre, und vermutlich

bald über die ausländischen Sender verbreitet worden wäre.
Der Vorwurf des Vaterlandsverrates wäre dann sofort gefolgt.
[...] Ferner wurde von allen, mit denen ich sprach, einhellig
die Grausamkeit der Versuche hervorgehoben.[104]

Gebhardt versucht, vor den versammelten SS- und Militär-Ärzten seine Sulfonamid-Versuche an den Partisaninnen damit zu rechtfertigen, dass der Chef des Reichssicherheitshauptamtes Reinhard Heydrich neun Tage nach dem bei Prag auf ihn verübten Attentat vom 27. Mai 1942 an Gasbrand verstorben ist.[105] In der Tat ist die Nachfrage an einem Sulfonamid-Antibiotikum gestiegen. Besonders an der Ostfront sterben zu dieser Zeit Tausende Soldaten durch die gefährliche Wundinfektion – was natürlich in keiner Weise Menschenversuche rechtfertigt.

Ein interessanter Aspekt ist indes zweifelsohne, dass ausgerechnet Gebhardts Vortrag als einziger nicht in der Einladung zur Fachtagung angekündigt worden ist. Auf der Veranstaltung sollen Mediziner der verschiedenen Fachsparten von ihren Fronterfahrungen berichten. Über 30 Referate werden gehalten zu Fragen über Erfrierungen im Winterkrieg, zu Hirnschüssen und Amputationstechniken, zur Behandlung von Unterernährung und Kriegsneurosen bis hin zu allgemeinen Fragen der Hygiene und bekannten Impfschutzmaßnahmen.[106]

Möglich, dass Gebhardt ein gewisses Überraschungsmoment hat nutzen oder eingeladene Ärzte im Vorfeld nicht hat abschrecken wollen. Vielleicht hat er versucht, die Gäste und anderen Redner daran zu hindern, sich vorher mit dem Thema Sulfonamide zu beschäftigen. Möglicherweise um den unwahrscheinlichen Fall einer leisen Kritik im Keim ersticken zu können. Sauerbruch hält an diesem Tag keine Rede, er ist nur geladener Zuhörer. Dennoch vermerkt das Protokoll eine Wortmeldung, ausgerechnet zu dem für alle überraschend stattgefundenen Referat über die KZ-Versuche mit Sulfonamiden. Darin kritisiert er nicht die Auswahl der Versuchspersonen, sondern die Sulfonamid-Behandlung an sich, die er für überschätzt und damit für wenig fördernswert hält – was den Vortragenden allerdings schon als Schmähung vorgekommen sein muss. Vielleicht kann man von einem Mut der Verzweiflung sprechen, mit der hier Sauerbruch das Minimum an Kritik äußert, das ihm noch verziehen werden kann. Aus dem Protokoll:

Sauerbruch erinnert daran, daß schon im Weltkrieg ähnliche Bestrebungen wie jetzt bekannt wurden, um mit chemischen Mitteln die Infektion zu beseitigen (…). Die großen Hoffnungen, die man auf das Verfahren stellte, wurden durch die praktischen Erfahrungen enttäuscht. […] Sauerbruch glaubt nicht, dass einer der Herren heute davon überzeugt worden ist. […] Sauerbruch's [sic!] Persönliche Erfahrungen mit Sulfonamiden sind gering. Eine grosse Anzahl Erfolge, Misserfolge und Enttäuschungen hat er aber beobachtet in den Lazaretten, wo mit Maphanilpuder sehr viel Unheil angerichtet worden ist […] Bei frischen Verletzungen, die mit Sulfonamiden behandelt wurden, hat er eine überzeugende Wirkung nicht gesehen. Er will das Mittel nicht ablehnen, aber mit mehr Reserve und Kritik behandelt wissen.[107]

Nissen erinnert sich, dass er Sauerbruch 1948 um eine Stellungnahme zu dieser Darbietung gebeten hat:

Sauerbruch sagte, daß der Vortrag [Gebhardts] von einem lähmenden Entsetzen der zahlreich anwesenden Militärärzte gefolgt war – es nahmen fast alle beratenden Chirurgen der

Armee daran teil –, daß aber zu dem Thema von Gebhardt und Fischer keine Diskussion stattfand.[108]

In einer beeidigten Erklärung gibt Sauerbruch 1947 an, dass kein Teilnehmer der Arbeitstagung sich dessen bewusst gewesen ist, dass Experimente an unschuldigen Häftlingen vorgenommen worden sind.[109]

Es kann angenommen werden, dass Sauerbruch dennoch die geschilderten Versuche zutiefst abgelehnt hat. Lange zuvor hat er NSDAP und SS als Verbrecherorganisationen erkannt und abgelehnt. Das zeigen deutlich die im folgenden Kapitel beschriebenen Widerstandseinstellungen und Tätigkeiten, die er während dieser Zeit und insbesondere danach gegen die Nazis unternimmt. Ein Vorwurf an ihn, auf dieser Machtansprache der SS nicht interveniert zu haben, ist nur dann gültig, wenn die Meinung vorherrscht, Sauerbruch hätte sich zu diesem Zeitpunkt aus dem Leben verabschieden sollen. Denn dass er als damit gebrandmarkter Hochverräter dies nicht lebend überstanden hätte, ist unbezweifelbar. Mit einer offenen Kritik hätte er sich gegen die SS und Heydrich gestellt. Die Mordlust der SS nach dem Attentat auf den Leiter des Reichssicherheitshauptamts ist bewusst nicht geheim gehalten worden; im Zuge der Vergeltungsmaßnahmen hat man über 1300 Menschen umgebracht. Anschließend wird Heydrich zum Märtyrer erkoren, Kritik an ihm oder den Umständen seines Todes ist strengstens untersagt.

Diese Episode aus Sauerbruchs Leben ist zeithistorisch beachtenswert, zeigt sie doch, dass der Terror des Regimes so weit fortgeschritten ist, dass es niemandem, der am Leben bleiben will, mehr möglich ist, offen seine Stimme gegen die Nazis zu erheben. Wer sie zu bekämpfen versucht, kann dies zu diesem Zeitpunkt nur aus dem Untergrund heraus tun.

WIDERSTAND

Wowo das Phantom

Wolfgang Wohlgemuth ist unter den vier engsten Assistenten Sauerbruchs der schillerndste und geheimnisvollste. Kaum etwas ist über seine Person geschrieben worden, vieles bleibt im Unklaren. Im Widerstand ist Wowo, wie er von Freunden genannt wird, der radikalste Mann, den Sauerbruch um sich schart. Aufgrund einer Nachkriegsaffäre erhält er später den Namen »Das Phantom«.

Wohlgemuth wird als Sohn eines Musikwissenschaftlers 1907 in Leipzig geboren. Er studiert Medizin in Berlin und schließt sich dort einer kommunistischen Studentenverbindung an. Eine erste Stelle nimmt er als Gynäkologe an der Leipziger Frauen-Universitätsklinik an. Den sächsischen Nazis sind seine kommunistischen Umtriebe bekannt. Als er im Zuge des Röhm-Putsches 1934 für vier Monate ins Gefängnis wandert, trennt sich sein Arbeitgeber von ihm. Wohlgemuth zieht 1937 nach Berlin, arbeitet tagsüber wie ein Verrückter als Aushilfe in Dutzenden Praxen, treibt sich nachts in Bars herum, erarbeitet sich schnell den Ruf eines Casanovas.

Wohlgemuth behandelt auch privat, auf nicht legalem Wege, ist zur Stelle, wenn jemand eine günstige und schnelle Behandlung braucht. Sein Talent spricht sich herum, und er fühlt sich zu Höherem berufen. Nicht nur der Medizin wegen. Wohlgemuth hegt einen heimlichen Wunsch: Nazis töten, am liebsten Hitler persönlich. Als angesehener Arzt sieht er die Chance dazu, an bestimmte Größen heranzukommen und unauffällig ans Werk zu gehen. Dafür wendet er sich an einen sowjetischen Agenten[110], mit dem er Pläne für Attentate schmiedet. Allein die Stelle, auf der er sie ausführen kann, fehlt ihm noch. Er geht in der Charité ein und aus, träumt davon, hier als Chirurg arbeiten zu können. Aufgrund seiner politischen Vorbelastung scheint eine offizielle Bewerbung fast unmöglich. Sauerbruch gilt für ihn als großes chirurgisches Vorbild. Auch ist ihm seine kritische Einstellung zum Nazi-Regime bekannt. Er will ihn treffen. Über Patienten und Schwestern tastet er sich langsam an den Chefchirurgen heran, unterhält sich mit seiner Sekretärin Maria Fritsch und mit einer Freundin von Sauerbruchs Frau Margot. Schließlich spricht sich in der Charité herum, dass ein junger talentierter Chirurg um ein Gespräch mit dem Chef bittet. Er bekommt einen Termin, über den Wohlgemuth berichtet:

...er [Sauerbruch] hatte auch erfahren, dass meine politische Situation nicht so ganz einwandfrei sei. Er hatte sich also über mich erkundigt [...] Er sagte: Du arbeitest erst mal bei mir eine Probezeit. Ich muss dich erst kennenlernen. Der Sprung aus der Gynäkologie in die Chirurgie ist nicht ganz so einfach.[111]

Doch Wohlgemuth meldet sich nicht mehr bei Sauerbruch, zwischenzeitlich hat er eine Zusage für eine Assistentenstelle von

Hitlers Leibarzt Theodor Morell erhalten, der über diverse Berliner Schauspieler von dem beachtenswerten Talent des jungen Arztes erfahren, dabei aber versäumt hat, sich über seine politische Einstellung zu informieren.

> *Er fragte mich ..., ob ich in irgendeiner Partei sei, und ich sagte ihm, daß ich nicht in der Partei sei, dafür aber im NSKK [Nationalsozialistisches Kraftfahrkorps]. Das war eine Notlüge, das habe ich einfach gesagt. Das wurde auch nicht nachgeprüft. Ich war nie im NSKK.*[112]

Nachdem im September 1939 der Krieg ausgebrochen ist, zieht Morell mit Hitler von Hauptquartier zu Hauptquartier. Wohlgemuth führt die internistische Praxis über mehrere Monate alleine. Schließlich ist er Morells offizieller Vertreter. In dieser Position führt ihn sein Weg wieder an die Charité und zu Sauerbruch, bei dem er sich entschuldigt. Morell hat Wohlgemuth nie an Hitler herangelassen. »Wir hatten ja damals ein Attentat vor. Das war alles gut vorbereitet, wurde dann aber abgeblasen, als dieser Pakt zustande kam zwischen der Sowjetunion und Deutschland.«[113]

Auch die Bezahlung bei Morell ist schlecht, sodass er erneut den Wunsch hegt, mit Sauerbruch zu arbeiten. Er infiziert sich selbst mit bestimmten Erregern, die sein Blutbild manipulieren, um Morell schwarz auf weiß beweisen zu können, dass er schwer krank ist. Wohlgemuth erhält ein Attest, treibt sich in der Folge immer öfter in der Charité herum, diskutiert mit Sauerbruch über Medizin und Politik. Der Chefchirurg schätzt ihn als Arzt und Mensch, lädt ihn mehrfach privat zu sich nach Hause ein. Dann bietet er ihm die gewünschte Assistenzstelle an. Wohlgemuth kündigt im August 1940 bei Morell. Der tobt und droht ihm, er werde sich bei Hitler über Sauerbruch beschweren, weil der ihm seinen Assistenten weggenommen habe. Doch der Chef hat keine Angst. Wohlgemuth arbeitet zunächst auf der Tuberkulose-Station, ab 1941 in der neu eingerichteten Lazarettabteilung für verwundete Soldaten und hier eng zusammen mit Oberpfleger Josef Schmidt. Dieser erinnert sich:

Einige Male besuchte Hitler die Kranken in unserem Lazarett. Er sagte sein Erscheinen vorher stets an, und es war merkwürdig, dass der Professor gerade an diesen Tagen immer zu sehr dringenden Krankenbesuchen abgerufen wurde. Mit einer bewunderswürdigen Geschicklichkeit entzog er sich so einem Zusammentreffen mit Hitler. Als sich die Besuche des »Führers« wiederholten und Sauerbruch niemals anwesend war, kamen wir in Sorge, ob ihm sein Fernbleiben nicht eines Tages übel ausgelegt werden könne. Leise warnten wir unseren Chef. Aber Sauerbruch war nicht der Mann, der vor einem Herrn Hitler Furcht gezeigt hätte. Was konnte er dafür, wenn man ihn zu einem Schwerkranken rief?[114]

Wohlgemuth weiß zu beeindrucken, vollzieht heikle Operationen, rettet die Leben vieler Soldaten. Hin und wieder kommt es aber zu »medizinischen Fehlern«. Sauerbruch überträgt ihm die Verantwortung, wenn höhere SS-Offiziere aus dem Kreise Reinhard Heydrichs unters Messer müssen. *Die Zeit* spekuliert sogar:

Die [Nazis] wusste er [Sauerbruch] bei Wohlgemuth in den besten Händen. Denn wenn die blitzschnell angestellten Recherchen ergaben, dass der betreffende Prominente noch gewisse Züge von Menschlichkeit aufwies, dann verlief die

Sauerbruch mit Frau Margot und einer seiner geliebten Katzen

Operation glücklich. War der hohe Patient aber ein notorischer
Verbrecher – ja, dann hatte eben auch der Chirurg den Exitus
nicht verhindern können.[115]

Wenn bedeutende Nazis an vermeintlich harmlosen Operationen in der Sauerbruch'schen Klinik versterben, ruft das sofort die Partei auf den Plan. So gerät Sauerbruch in Verdacht, als in seinem Operationssaal der Führer des NSKK Adolf Hühnlein während einer als harmlos geltenden OP verstirbt. Beckmann, der sich daran erinnert, dass es sich bei Hühnlein wahrscheinlich um eine einfache Leistenbruchoperation gehandelt habe, wird zwei Tage nach dem Tod des Korpsführers Zeuge einer heftigen Auseinandersetzung zwischen Sauerbruch und dem *Reichsminister für Wissenschaft, Erziehung und Volksbildung* Rust. Samt seinem Adjutanten will er im Auftrag der Partei klären, wie es zum Tod Hühnleins gekommen ist. Beckmann belauscht das Gespräch und beschreibt es als eine großartige schauspielerische Leistung Sauerbruchs, der dem hohen Besuch innerhalb von Minuten eine unglaubliche Szene darüber abliefert, wie bestürzt er wegen dieses tragischen Unglücks sei. Beckmann weiß es besser, aber Rust ist nach kurzer Zeit überzeugt und vertraut dem Chefchirurgen in der Hinsicht, dass es sich um einen bedauerlichen Betriebsunfall gehandelt habe.[116]

Die genauen Umstände des Todes Hühnleins werden nicht weiter untersucht und auch nie bekannt. Sauerbruch stellt sich vor seine Assistenten. Offiziell heißt es vonseiten der Parteiführung: »Adolf Hühnlein ist nach längerer schwerer Krankheit am 18.6.1942 in München verstorben. Der Führer hat für den verdienstvollen Kämpfer ein Staatsbegräbnis angeordnet.«

Wohlgemuth erinnert sich daran, dass Sauerbruch vielen Menschen geholfen hat. So habe er einem Pfleger, der 1933 wegen seiner SPD-Zugehörigkeit die Charité verlassen musste, während des Krieges Privataufträge vermittelt, mit denen er sich über Wasser halten konnte. Er schildert ein weiteres Ereignis aus dem Jahr 1942:

> *Sauerbruch hat sich großartig benommen Leuten gegenüber,*
> *die verfolgt wurden. Ich weiß noch, wie er ein Mütterchen*
> *abends an den Arm genommen hat, die einen Judenstern trug.*
> *Mit der ist er Arm in Arm im Charité-Gelände in die Charité*
> *gegangen, die dort einen Patienten besuchen wollte. [...]*
> *Er hat allen Menschen geholfen, denen er helfen konnte.*
> *Er war großherzig, großzügig und mutig.*[117]

Wohlgemuth bleibt bis Mitte April 1945 an der Berliner Charité, operiert gemeinsam mit Sauerbruch und dessen Frau unter unmenschlichen Bedingungen Hunderte Verletzte im Bunker unter der Klinik. Sauerbruchs zweitem Assistenten in dieser Zeit, Adolphe Jung, vertraut er sich an, gibt sich als Spion zu erkennen. Als die SS auf die Charité zurückt, macht Wohlgemuth sich aus dem Staub und flüchtet zur Roten Armee. Er verabschiedet sich nur von Jung.

Lange wird man nichts mehr von »dem Phantom« hören. Sauerbruch, der einmal gesagt hat, dass er sich nur Wohlgemuth als seinen Nachfolger vorstellen könne, sieht er nicht wieder.

Am 20. Juli 1954 ist es vermutlich Wohlgemuth, damals nachweislich KGB-Agent, der seinen Freund aus der Nazi-Zeit Otto John, den ersten Präsidenten des *Bundesamts für Verfassungsschutz* der BRD, überredet, in die sowjetische Besatzungszone Berlins überzulaufen. Wohlgemuth und John haben sich im Zuge der Vorbereitungen auf das Hitler-Attentat am 20. Juli 1944 kennengelernt, nach dem John über Spanien und Portugal die Flucht nach Großbritannien gelungen ist.

Ob John freiwillig als Verräter nach Ostberlin geht oder ob er entführt worden ist, bleibt bis heute ungeklärt. John wird später angeben, dass Wohlgemuth ihn betäubt und gekidnappt hat. In Moskau wird er vom KGB mehrfach verhört, gibt vermutlich brisante Informationen weiter. Die Sowjets nutzen den Präsidenten des Verfassungsschutzes zu Propagandazwecken, indem sie ihn mehrfach über den Rundfunk Vorwürfe gegen den Westen, insbesondere gegen Konrad Adenauer, verlesen lassen. Auch hier ist nicht geklärt, ob er dies freiwillig getan hat. Am 12. Dezember 1955 kehrt John in den Westen zurück und gerät für zehn Tage in Untersuchungshaft. Später wird er wegen Landesverrats angeklagt und zu fünf Jahren Gefängnis verurteilt. Weil mehrere Zeugen Wohlgemuth am Tag der Entführung gemeinsam mit John gesehen haben, wird auch dieser verhaftet, jedoch kurze Zeit später aus Mangel an Beweisen wieder freigelassen.

Adolphe Jung und die Résistance

Adolphe Michel Jung wird am 17. Dezember 1902 als Sohn eines Kaufhausbesitzers im elsässischen Schiltigheim geboren. Seine Herkunft wird sein Schicksal bestimmen. Viermal in der Geschichte müssen die Bewohner des Elsass ihre Nationalität wechseln, weil immer wieder Deutsche und Franzosen Ansprüche auf das durch pittoreske Landschaften geprägte 200 Kilometer lange Idyll westlich des Rheins geltend machen. Jung wächst im seit Gründung des Wilhelminischen Kaiserreiches 1871 zu Deutschland gehörenden Elsass auf, erlebt aber als Jugendlicher nach der Niederlage der Deutschen im Ersten Weltkrieg die Rücknahme der Region durch die Franzosen. Nach seinem Abitur studiert Jung zwischen 1921 und 1927 Medizin an den Universitäten

Straßburg und Paris. Er promoviert 1928 unter dem Vorreiter der Gefäßchirurgie, dem weltweit geehrten Professor René Leriche, und leistet anschließend seinen Militärdienst in Marokko ab.

Zwischen 1932 und 1937 leitet Jung die Medizinische Fakultät der Universität Straßburg, in dieser Zeit lernt er seine Frau Marie-Louise Schertzer kennen, heiratet sie 1934 und zeugt mit ihr vier Kinder.

Den Westfeldzug der Wehrmacht 1939/40 erlebt Jung als Sanitätsoffizier der französischen Armee, für seinen unermüdlichen Einsatz im Lazarett erhält er das *Croix de la Guerre.* Nach dem Waffenstillstand arbeitet er zunächst an der Universitätsklinik in Straßburg, wo im Zuge der Annexion des Elsass bald französisches Personal gegen deutsches ausgetauscht wird. Die Hochschule wird zur Deutschen Reichsuniversität umfunktioniert.

Um sich an die Arbeit reichsdeutscher Ärzte gewöhnen zu können, offeriert man elsässischen Medizinern, die, wenn sie vor 1918 im Elsass geboren worden sind, als Volksdeutsche gelten, eine Art »umerzieherisches Praktikum« in Krankenhäusern des Altreiches. Vordergründig allerdings will man mit dieser Aktion die durch die Frontabkommandierung deutscher Ärzte unbesetzten medizinischen Stellen kompensieren.

Jungs Talent wird von den Nazis erkannt, aber dieser lehnt alle Angebote, für Deutschland zu arbeiten, vehement ab. Als an der neuen Universität Straßburg von den elsässischen Ärzten ein Bekenntnis zum Deutschtum und der Eintritt in die NSDAP erwartet werden, reicht es Jung. Er kündigt und behandelt fortan Patienten in privaten Kliniken. Als stolzer Franzose findet er allein den Umstand, plötzlich und trotz französischen Passes als Volksdeutscher zu gelten, abstoßend.

»Gegen alle Rechte und internationale Konventionen stellten die Deutschen ihre Gesetze, Sitten und Gewohnheiten über die unseren und behaupteten, wir seien Teil ihres Volkes«, schreibt Jung.

Seinen Unmut bekundet er damals offen und gilt bei den Besatzern deshalb schnell als rebellisch – was diese erst recht motiviert, Maßnahmen zu ergreifen. Am 6. März 1942 erhält Jung über eine polizeiliche Anordnung eine sofort zu vollziehende Notdienstverpflichtung. Er kann sich dagegen nicht wehren und wird zunächst als Landarzt im schwäbischen Pfullendorf eingesetzt, drei Wochen später im Städtischen Krankenhaus in Überlingen. Jung fühlt sich unwohl und sucht Wege, wieder nach Hause zu kommen. Er schreibt einen Brief an Sauerbruch, der mit seinem Doktorvater Leriche zusammengearbeitet hat, und schildert ihm seine unglückliche Lage. Sauerbruch bittet ihn, nach Berlin zu kommen, und muss ihm dort mitteilen, dass es keine Möglichkeit für Jung gibt, wieder ins Elsass zurückzukehren. Aber er bietet ihm nicht nur Unterstützung an, sondern auch eine Stelle an seiner Chirurgischen Klinik, damit er das Beste aus der misslichen Situation machen könne. Jung willigt ein, und Sauerbruch fordert den zwangsverpflichteten Arzt problemlos für die Charité an.

Am 1. Oktober 1942 bezieht Jung ein kleines Dienstzimmer in der Charité. Sauerbruch kehrt erst vier Wochen später von einer Inspektionsreise aus Russland zurück. Beim ersten Zusammentreffen begrüßt er seinen neuen Kollegen und ist voll des Lobes für seinen Lehrer Leriche, den er als einen der größten Forscher betrachtet. Im Überschwang berichtet Sauerbruch dann von seinen Erfahrungen in Russland. Jung schreibt: »Er lobte die russischen Institutionen und Gesundheitsdienste und das Land. Was er dort gesehen hatte, hatte ihn offensichtlich positiv überrascht.«[118]

Jung, der das Kriegsende herbeisehnt, um nach Hause zurückkehren zu können, interessiert sich aber vor allem für die militärische Lage der Wehrmacht.

Auf meine Fragen zur Kriegsprognose antwortete er
[Sauerbruch] mir, nachdem er sich vergewissert hatte, dass
die Türen geschlossen waren, und nachdem er das Telefon
aufgehoben hatte, um ein Durchsickern durch ein mögliches
Mikrofon im Inneren zu verhindern: »[…] Wir werden nicht
gewinnen«, beharrte er. »Wir werden bald geschlagen sein«,
fuhr er fort. »Aber rede hier nicht darüber, halt die Klappe:
In der Klinik sind viele Nazis.«[119]

Sauerbruch bietet Jung an, sich um seine Privatpatienten zu kümmern; außerdem verschafft er ihm eine Stelle als außerordentlicher Professor an der Chirurgischen Universitätsklinik. Trotz
Heimweh lebt sich Jung ein. Er beobachtet während seiner drei
Jahre, die er an der Charité verbringt, das Krankenhaus, Berlin,
die politische Situation und die Einstellungen seiner Patienten
und Kollegen penibel genau. Besonders studiert er das Wesen
seines Chefs Sauerbruch, dessen politische Einstellungen ihm
spätestens am Silvesterabend 1942 deutlich werden. Sauerbruch
lädt ihn zur Feier in sein Haus ein. Jung ist völlig überrascht von
der Hitler-kritischen Gesellschaft, die er dort antrifft. Er kann
sich nur an den Namen eines anwesenden Gastes erinnern, einen
gewissen Lewinski, der mit seiner Gattin gekommen ist.

[Lewinskis] Frau hatte durch ihre jüdischen Wurzeln unter
den nationalsozialistischen Behörden zu leiden. Lewinski und
seine Frau rauchten ständig; jeder gab zu, mehr als fünfund
siebzig Zigaretten am Tag zu qualmen. Die Runde war heftig
antinazistisch. Lewinski sprach nur von den Verbrechern,
die an der Spitze der Regierung standen. Hitlers Name wurde
nicht einmal ausgesprochen. Wenn man über ihn sprach,
sagte man »Schipanowski«, der »Oberste« oder »Lui«.

Um Mitternacht hielt Lewinski eine Neujahrsansprache, von der ich Notizen gemacht habe: »Wir sind in den Händen einer Bande von Kriminellen [...]. Wir müssen jeden Tag, jede Stunde gegen den Griff dieses grotesken und blutigen Regimes ankämpfen. Wir sind in einem Gefühl der Verzweiflung gefangen (...) Und fühlen die Katastrophe kommen. Lasst uns hoffen, dass diese Phantasmagorie von Schrecken und Verbrechen in diesem neuen Jahr ihr Ende findet.« [...] Dann schalteten Frau Sauerbruch und Frau Lewinski das Radio an und suchten töricht London. Es war eine echte Rührung [zu spüren], als die kleine Gruppe die zwölf Schläge des Big Ben aus Westminster Abbey [sic!] hörte.[120]

Jung beschreibt Sauerbruchs politische Gesinnung als patriotisch und deutsch-national. Er habe die Geschichte seines Landes nur allzu gut gekannt, die Regierungszeit Wilhelms II. und die Macht-übernahme Hitlers erlebt. Ihn habe er von Beginn an scharf abge-lehnt, ihn gleichzeitig aber unterschätzt, denn er hat geglaubt, dass die Nazis, die er als Kriminelle betrachtet hat, nur eine Art kurzes Zwischen-Regime bilden würden. Häufig habe Sauerbruch mit ihm über die sogenannte »Judenfrage« gesprochen. Sein Chef hat die Ungerechtigkeit, die Juden von den Nazis widerfahren ist, nicht ertragen können und sich dazu verpflichtet gefühlt, ihnen zu helfen, wo es ihm möglich gewesen ist. Jung bestätigt, dass Sauerbruch sich während seines ganzen Aufenthaltes von Okto-ber 1942 bis Mai 1945 nicht an die Verordnung gehalten hat, Ju-den nicht zu behandeln oder sie zu melden. Er habe Juden bis zum Ende der Naziherrschaft genauso behandelt wie alle anderen Patienten, die zu ihm gekommen sind, und dies auch seinen Mit-arbeitern so befohlen. Einige Schwestern hätten Angst gehabt davor, dass ein Jude bei ihnen entdeckt würde. Keiner aber habe sich getraut, etwas zu sagen oder die Anweisungen des Chefs auf normale Behandlung jüdischer Patienten nicht zu befolgen. Aber Jung hat sie hinter dem Rücken Sauerbruchs flüstern hören, dass es für sie alle nicht gut ausgehen würde, wenn sie das weitermachten.

So erinnert sich Jung an einen brisanten Fall. 1943 liegt ein 40-jähriger Jude über zwei Monate wegen seiner Lungentuberkulose auf Sauerbruchs Station. Die Deutsche Ärzteschaft bekommt davon Wind und weist Sauerbruch in mehreren Drohbriefen darauf hin, dass er den Mann sofort zu entlassen und in ein speziell für Juden reserviertes Krankenhaus zu überstellen habe. Sauerbruch weiß, dass das Leben eines Juden zu dieser Zeit unmittelbar bedroht ist. Und so antwortet er, er könne es als Mediziner nicht verantworten, seinen Patienten zu entlassen. Schließlich spielt sich der Fall so hoch, dass die Gestapo eines Abends in die Charité stürmt und verlauten lässt, der jüdische Patient werde am nächsten Morgen abtransportiert. Zur Abendvisite, erinnert sich Jung, nimmt der Chef entgegen der Gewohnheit keine Assistenten mit in das Zimmer des Verfolgten. Als am nächsten Morgen die SS aufschlägt, um den Mann abzuholen, ist dieser nicht mehr in seinem Zimmer. Sauerbruch wird über eine Stunde in seinem Büro verhört. Man wirft ihm vor, dem Juden zur Flucht verholfen zu haben. Jung schreibt, Sauerbruch habe das wider besseren Wissens geleugnet, und da die SS zu viel Respekt vor dem tobenden Arzt gehabt habe, habe sie stattdessen einen Assistenzarzt verhaftet und mitgenommen. Sauerbruch habe daraufhin über viele Tage alle seine Beziehungen genutzt, protestiert, interveniert und es tatsächlich geschafft, dass der Assistent wieder entlassen wird.[121]

Sauerbruch hilft auch Jung aus einer Notsituation. Am 12. März 1943 erhält der Arzt aus dem Elsass die Nachricht, dass er sich als

Volksdeutscher umgehend zum Kriegsdienst zu melden habe. Er solle in ein Sanitätslazarett in Polen versetzt werden. Sauerbruch tätigt einige Telefonate, und der Befehl wird zurückgezogen.

Die damals 27-jährige Bildhauerin und Malerin Yrsa von Leistner meldet sich im Oktober 1944 einem allgemeinen Aufruf nach zum Kriegsdienst beim Roten Kreuz. Aufgrund ihres Namens und Rufes will man sie mit einer vermeintlich leichten Aufgabe betrauen. Sie könne Sauerbruch in der Charité helfen und vielleicht die Kunst mit der Pflege verbinden, denn Kunstwerke hätten eine lindernde Wirkung auf Patienten. Auch könne sie bei dieser Gelegenheit eine Büste von Sauerbruch anfertigen. Yrsa von Leistner reist mit dem Zug nach Berlin und wird im Sekretariat der Chirurgie von Maria Fritsch bereits sehnlichst erwartet. Sauerbruch hat sich in seinem Büro mit den Arbeiten der Künstlerin beschäftigt. Beim Empfang fragt sie ihn, ob sie sich als Schwester betätigen dürfe. Sauerbruch weist das ab, bietet ihr aber an, ihn der besseren Inspiration wegen bei Operationen zu begleiten. Sie bezieht ein freies Zimmer in der Charité und folgt dem Professor in den nächsten Monaten auf Schritt und Tritt. So begegnet sie auch Jung täglich. Nach dem Krieg wird sie über ihn schreiben:

Seine fast übermenschliche Ruhe, die sich zum Temperament seines Chefs verhielt wie stilles Wasser zur stürmischen See, wird wohl nebst seinem großen Können der Grund gewesen sein, warum Sauerbruch ihm seine Hochachtung erwies wie keinem anderen. Jung behielt, ohne je respektlos zu erscheinen, immer das letzte Wort. Er war auch der einzige Mahner, der es wagen durfte, Sauerbruch einen Vorschlag zu machen, wenn diesen irgendwo das Gewissen drückte, nachdem das Temperament wie ein scheuendes Roß mit ihm durchgegangen war.[122]

Jung selbst hält viel vom Talent der schlanken Bildhauerin, vermutet aber, dass diese vom Propagandaministerium entsandt worden ist, um Sauerbruch für die NS-Propaganda zu inszenieren. Vielleicht auch, um ihn auszuhorchen, denn es erscheint als merkwürdiger Zufall, dass sich eine Künstlerin genau zu der Zeit in der Charité aufhält, in der die Gestapo Untersuchungen gegen ihn anstellt.[123] Aber Sauerbruch und Yrsa von Leistner sind gegenseitig sehr voneinander angetan, und sie hat vermutlich, falls er ihr Dinge erzählt hat, die für ihn gefährlich sein könnten, nichts nach außen getragen.

Yrsa von Leistner wird, wie Jung berichtet, im Krankenhaus »Bombenliese« genannt, da die Bomben bereits dreimal ihr Haus getroffen haben. Das Pflegepersonal sorgt sich, dass sie die Bomben anzieht.[124]

Im März 1945 kommt es zu einem der schlimmsten amerikanischen Bombenangriffe auf das Zentrum Berlins. Verwundete strömen in die Charité. Jung entdeckt auf dem Hof eine Frau, die durch eine schwere Verletzung nicht gehen kann. Er bietet ihr seine Hilfe an, und sie sagt: »Sie müssen mich nicht behandeln, ich bin Jüdin!«

Er bringt die Frau zu Sauerbruch, schildert ihm die Situation. Der Chef verarztet sie und versteckt sie laut Jung bis Kriegende im Operationsbunker der Charité.[125]

Der Spion Fritz Kolbe

Fritz Kolbe wird am 25. September 1900 als Sohn eines Handwerkers in Berlin geboren. 1917 schließt er die Realschule ab. Nach seinem Militärdienst arbeitet er ab Januar 1919 als Sekretär bei der Reichsbahndirektion Berlin, holt im folgenden Jahr sein

Abitur an einem Abendgymnasium nach. Bis 1924 studiert Kolbe Volkswirtschaft und Sprachen[126] an der Handelshochschule und der Universität Berlin. Es folgt eine sechsmonatige Ausbildung im Auswärtigen Dienst. Seine Laufbahn als Konsulatssekretär führt ihn über deutsche Botschaftsvertretungen in Madrid, Warschau, Lissabon und Kapstadt wieder zurück nach Berlin, wo er am 9. November 1939 eine Stelle im Auswärtigen Amt annimmt. Ab Anfang 1941 arbeitet er im Büro des deutschen Botschafters z.b.V. Karl Ritter, dem direkten Verbindungsbeamten vom Auswärtigen Amt zum Oberkommando der Wehrmacht.

Trotz oder gerade wegen seines Patriotismus ist Kolbe von Anfang an ein entschiedener Nazi-Gegner; es geht ihm wie Sauerbruch, Jung und vielen anderen. Bereits 1935 erzählt Kolbe in Madrid seinem späteren Verbindungsmann und Freund, dem deutsch-jüdischen Geschäftsmann Ernst Kocherthaler, von seiner Aversion gegen die Nazis und seiner Weigerung, in die NSDAP einzutreten. Am 20. Oktober 1939 verlässt Kolbe Südafrika, lässt in Kapstadt seinen damals siebenjährigen Sohn Peter bei den Eltern der von ihm getrennt lebenden ersten Ehefrau Anita zurück.

Zwar kocht seit Kriegsbeginn die innerliche Wut, aber er weiß noch nicht, wie er sie kompensieren soll, als er im November 1939 seine neue Stelle in der Pass- und Visastelle des Auswärtigen Amtes in Berlin antritt. In der Freizeit lenkt er sich mit Sport und Schachspielen ab. Im Frühjahr 1940 lernt er Maria Fritsch kennen, die für ihren Chef, den berühmten Chirurgen Ferdinand Sauerbruch, ein Visum beantragen möchte. Die junge Frau stammt wie Kolbes Familie aus Pommern. Beide beherrschen den regionalen Dialekt und albern miteinander herum, sprechen aber bei weiteren Treffen ernste Themen an. Auch Maria hasst die Nazis. Kolbe beklagt ihr gegenüber heftige Magenschmerzen, die er auf die Politik Hitlers und den Krieg zurückführt. Seine neue

Freundin sorgt sich um ihn und verschafft ihm einen Untersuchungstermin bei ihrem Chef, der ihm Ruhe und eine dreiwöchige Badekur verordnet. Kolbe verliebt sich in Maria und verbringt seine Feierabende fortan am liebsten in ihrer Wohnung in der Charité. In der Klinik, die in unmittelbarer Nähe zu seiner Arbeitsstelle im Auswärtigen Amt liegt, findet Kolbe einen Ruhepol. Er denkt daran, seinen Job hinzuwerfen und mit Maria auszuwandern. Wieder spielt Sauerbruch eine entscheidende Rolle, denn erst durch die Freundschaft zu ihm reift ein anderer Plan.

Sauerbruch entgehen die häufigen Besuche Kolbes in der Charité nicht. Die Männer kommen ins Gespräch und merken schnell, dass sie sich viel zu erzählen haben. Zunächst sind es Belanglosigkeiten, Klatsch und Tratsch auf dem Krankenhausflur, den beide lieben. Schließlich lädt Sauerbruch Kolbe zu sich nach Hause ein. Hier lernt er den Kirchenhistoriker und Regimegegner Georg Schreiber kennen, dem er von seinen Plänen erzählt, mithilfe eines Schleuserrings über die Schweizer Grenze zu fliehen. Schreiber entgegnet ihm darauf: »Verlassen Sie Deutschland nicht! Kämpfen Sie gegen die Nazis mit allen Mitteln, die Ihnen zur Verfügung stehen. Gott hat sie aus irgendeinem Grund auf diesen Posten gestellt.«[127]

Dies ist der Moment, in dem Kolbe begreift, welch große Chance ihm seine Arbeit im Auswärtigen Amt bietet. Er fühlt sich dazu berufen, die Nazis zu bekämpfen, doch er braucht mehrere Monate, um sich mit dem Gedanken anzufreunden, Hochverrat an Deutschland zu begehen. Schließlich wird ihm klar, dass er Widerstand leisten muss, gerade weil er sein Vaterland so sehr liebt. Über seine Motivation wird er später notieren:

Der Nazi-Terror, der seit 1933 die Welt bedrohte, konnte
meines Erachtens nur durch einen für Deutschland verlorenen

Krieg vernichtet werden. [...]Hitler war durch Betrug und
Gewalt an die Macht gekommen und hatte Deutschland
und die ganze Welt in einen Krieg gestuertzt [sic!]. Nach
meiner Ansicht war dem Hitler-Regime niemand zu Treue
und Gehorsam verpflichtet.[128]

Anfang 1941 ergreift Kolbe die Chance, als Sekretär für den Botschafter Karl Ritter zu arbeiten und so an brisante kriegswichtige Informationen zu gelangen. Über seine neue Aufgabe schreibt er:

Meine Tätigkeit bestand darin, die von Botschafter Ritter
eingehenden Telegramme der deutschen Auslandsvertretungen
zu lesen und ihm die wichtigeren zuzuleiten, ferner aus dem
uns täglich vorgelegten unzensierten deutschen und ausländi-
schen Pressematerial eine Sammlung der wichtigsten Meldun-
gen zusammenzustellen. Außerdem bekam ich natürlich noch
alle interessanten schriftlichen Berichte zu lesen und die
internen Aufzeichnungen der leitenden Beamten des Aus-
wärtigen Amtes (...). Ich wurde sehr schnell einer der am
besten informierten Beamten des Auswärtigen Amtes.
Es war eine Komödie. Ich, der die Nazis kompromisslos
ablehnte und bekämpfte, ja sie sogar hasste, war unversehens
in den innersten Kreis geraten. Ich war wohl der einzige
darin, der nicht zur Partei gehörte.[129]

Der entscheidende Tag, der Kolbe zu einem der wichtigsten Spione des Zweiten Weltkrieges werden lässt, ist der 15. August 1943. Er steht mit heftigem Herzklopfen am Gleis des Anhalter Bahnhofs in Berlin. Um 20.20 Uhr wird hier seine Bahn Richtung Bern abfahren. Sein Diplomatengepäck ist bereits im Zug verladen. Doch es ist eine andere Fracht, die ihm Schweißperlen auf die Stirn treibt. Er ist angespannt, spürt, wie sich die Bindfäden der beiden Umschläge, die er vor ein paar Stunden aus Ritters Tresor entwendet hat, unter der Hose in seine Schenkel schneiden.

Am nächsten Tag trifft er in Bern einen Freund aus seiner Madrider Zeit: Kocherthaler, den Kolbe Don Ernesto nennt. Er offenbart ihm, was er dabeihat, und bittet ihn, von dem er weiß, dass er gute Beziehungen zu ausländischen Diplomatenkreisen besitzt, ihm die richtigen Leute vorzustellen. Als die beiden Männer zwei Tage später am Schreibtisch des Sonderbeauftragten des US-amerikanischen Botschafters in der Schweiz Allen Welsh Dulles und seinem Assistenten Gerald Mayer sitzen, können diese nicht glauben, was sie da zu hören bekommen. Dulles ist eine Schlüsselperson der amerikanischen Spionage in Europa und Agent des *Office of Strategic Services* (OSS), eines Vorgängers des amerikanischen Geheimdienstes CIA, den Dulles nach seiner Gründung zwei Jahre nach dem Zweiten Weltkrieg lange Zeit als Direktor leiten wird. Kolbe überreicht dem verdutzten Dulles die beiden Umschläge mit aufgedrucktem Hakenkreuz. Der Geheimdienstagent überfliegt die darin befindlichen Dokumente. Er liest über die Moral der deutschen Soldaten an der Ostfront, über Sabotageaktionen der französischen Résistance und über eine geheime Unterredung zwischen Außenminister Joachim von Ribbentrop und dem japanischen Botschafter in Berlin. Wirre Gedanken schießen Dulles durch den Kopf. Will man ihn für dumm verkaufen, hereinlegen oder hält er einen Hauptgewinn in der Hand? In aller Ruhe erklärt Kolbe, wer er ist, was er tut und wie er gemeinsam mit den Amerikanern die Nazis besiegen will. Er bekräftigt auch, dass er die Kommunisten genauso verabscheut – was den Amerikanern entgegenkommt. Es soll aber noch Monate dauern, bis der OSS sich versichert hat, dass Kolbe kein gefährlicher

Diplomatenpass Fritz Kolbes aus dem Jahr 1934

Doppelagent ist, auch wenn bis zum Schluss immer wieder Zweifel aufkommen. Doch Dulles wird bald klar sein, dass es der Hauptgewinn ist, den er angeboten bekommen hat.

Bis Kriegsende entwendet Kolbe, der von den Amerikanern den Decknamen George Wood erhält, über 1600 geheime Telegramme aus Ritters Tresor, Dokumente über politische und militärische Verschlusssachen. Er fertigt Kopien an, legt die Originale zurück und liefert die Duplikate über seine diplomatischen Reisen in die Schweiz. Der OSS erlangt so kriegsentscheidende Informationen über Standorte deutscher Rüstungsfabriken, über Rohstofflieferungen ins Deutsche Reich oder über die Dechiffrierung des amerikanischen Geheimcodes. Kolbe warnt vor einem deutschen U-Boot-Angriff auf einen alliierten Konvoi, entlarvt einen Feindsender in Irland, schildert Deportationen von Juden und verrät den von der Wehrmacht prognostizierten Ort der alliierten Landung.

Kolbe, der für seine Unternehmungen ständig unter Lebensgefahr steht, liefert eine Karte mit der genauen Lage von Hitlers Wolfsschanze sowie eine detaillierte Skizze über das Innere des Führerhauptquartiers, das er als Botschaftersekretär mühelos ausspionieren kann, wenn er dorthin Kurierfahrten tätigt. Aus Kolbes Dokumenten entnehmen die Amerikaner Pläne zum Vergeltungswaffenprogramm der Nazis, erfahren vom Bau des ersten Düsenjägers, der *Messerschmitt Me 262,* und die Identität eines verzweifelt gesuchten Spiones des deutschen Sicherheitsdienstes, den Albaner Elyesa Bazna. Dieser spioniert als Butler des britischen Botschafters in Ankara unter dem Decknamen Cicero. Dulles gelingt es sogar, Kolbe Aufträge zu erteilen. So besorgt ihm dieser bis dahin ungekannte militärische Lageberichte der Japaner in Südostasien. Kolbes Informationen gelangen bis auf den Schreibtisch des amerikanischen Präsidenten Franklin D. Roosevelt. Doch vielen Mitarbeitern der Regierung und des Geheimdienstes bleibt er suspekt. Kolbe versteift sich ab Mitte 1944 darauf, eine Volksmiliz gründen und anführen zu wollen, um mit dieser und mit Unterstützung von amerikanischen Fallschirmjägern Hitler stürzen zu können. Dulles geht darauf nicht ein und überzeugt sein Gegenüber, er sei als Agent der bessere Widerstandskämpfer.

George Wood sei »zweifellos einer der besten Agenten, den irgendein Geheimdienst jemals gehabt hat«, wird Dulles nach dem Krieg einmal über Kolbe sagen und dafür sorgen, dass dieser im Herbst 1948 ein Visum für die USA und 10 000 Dollar Starthilfe erhält. Kolbe sieht sich gezwungen, Deutschland zu verlassen, denn während die Widerstandskämpfer, die den Krieg überlebt haben, als Helden gefeiert werden, sieht man in ihm nur einen Verräter. Viele Mitarbeiter des Auswärtigen Amtes können in der neugegründeten BRD weiter im Amt arbeiten. Sie bringen kein Verständnis für den »Kollaborateur« Kolbe auf. So bleibt ihm eine weitere Beamtenkarriere in seinem Vaterland, das er so geliebt hat, verwehrt. Nachdem er in den USA einem Betrüger zum Opfer fällt und sein gesamtes Geld verliert, kehrt Kolbe schon ein Jahr später wieder in seine Heimat zurück und hofft auf die Unterstützung Konrad Adenauers, die aber ebenfalls ausbleibt. Kolbe emigriert daraufhin in die Schweiz und arbeitet bis kurz vor seinem Tod am 16. Februar 1971 in Bern als unbedeutender Vertreter für Motorsägen und Konfektionskleidung. Zu seiner Beerdigung erscheinen zehn Personen, die CIA stiftet einen Kranz. Erst nach Veröffentlichung von Lucas Delattres Buch im Jahre 2003 erfährt Kolbe ein wenig Anerkennung im »Nachkriegsdeutschland«. Im September 2004 ehrt ihn der damalige Außenminister Joschka Fischer durch die Einweihung des Fritz-Kolbe-Saals im Auswärtigen Amt, wo er als Widerstandskämpfer anerkannt wird.

Spionageapparat im Krankenhaus

Die Dienstwohnung von Fritz Kolbes Verlobter und Sauerbruch-Sekretärin Maria Fritsch liegt direkt über der von Adolphe Jung. Hier spricht der angehende Spion, über dessen politische Einstellung Jung nur Vermutungen anstellen kann, den elsässischen Arzt gegen Ende 1942 an. So muss seine erste Frage an ihn »Haben Sie Mut? Sind Sie bereit, etwas zu riskieren?«[130] äußerst merkwürdig gewirkt haben. Jung gibt zunächst keine Antwort, aus Angst, in eine Falle gelockt zu werden. Doch sein Zeitgenosse überrascht ihn mit interessanten Details. »Warnen Sie Ihre französischen Freunde. Otto Abetz, der deutsche Botschafter im besetzten Frankreich, will Kardinal Gerlier, den Erzbischof von Lyon, verhaften lassen.«[131]

Jung entscheidet sich dafür, die Nachricht an seinen Bruder Robert in Straßburg weiterzuleiten, der enge Beziehungen zum organisierten Widerstand in Paris unterhält. Jung erinnert sich an Kolbe:

> … [in Berlin] kam ich mit den berüchtigtsten antinazistischen Kräften in Berührung und ich hatte insbesondere die Gelegenheit, Fritz Kolbe, einen erbitterten Feind des Regimes und Sekretär des Außenministeriums, kennenzulernen! Mit ihm organisierte ich einen erstaunlichen Nachrichtendienst.[132]

Auch beschreibt Jung seine anfängliche Skepsis gegenüber dem Mann, zu dem im Laufe vieler Treffen und Gespräche ein enges Vertrauensverhältnis entsteht. Beide Männer bilden eine kleine, aber bedeutende Spionageabteilung in der Charité, zu der auch Maria Fritsch zählt.

> … allein in Feindesland, wie hätte ich wissen können, mit wem ich es hier zu tun habe? Wenn jemand Sprüche und Drohungen gegen die Naziführung äußerte, wie sollte ich erkennen, ob er dies wirklich so meinte oder ob er ein Spitzel der Nazis war, dessen Aufgabe darin bestand, die Regimegegner zu enttarnen? Ich wusste nichts von ihm [Kolbe]. Er war Deutscher, er arbeitete im Auswärtigen Amt in einer sehr prominenten Stelle. Er sagte mir, er sei kein Mitglied der nationalsozialistischen Partei. Aber dennoch hatte er sein offizielles Amt behalten. Musste ich mich da nicht doppelt vorsehen? Ich beobachtete ihn, wenn er eine Angestellte der Klinik besuchte, der er vertraute [Kolbes Verlobte Maria

Fritsch]. Er erzählte mir, er habe lange im Ausland gelebt und dort die Engländer, Amerikaner und Franzosen zu lieben gelernt. Er hasste Uniformen und Militarismus.
Er war scharfsinnig, vorsichtig, nachdenklich und voller Ideen und Energie. Unmerklich kamen wir uns näher. Nach ein paar Monaten waren wir beide wie fixiert. Wir mussten uns gegenseitig helfen. Wir mussten zusammenarbeiten. Er brauchte jemanden, dem er vertrauen konnte, zu dem er gehen konnte, um die Dokumente, die er vom Ministerium [stahl], zu lesen, zu ordnen und zu verstecken. Bevor wir sie unseren amerikanischen Freunden und den Alliierten schicken konnten. […] Ich wollte von meiner Seite nicht nur die Alliierten informieren, sondern auch meine eigene Regierung, die des Widerstands und de Gaulles. Dies gelang mir dank der bewundernswerten Hilfe meines Bruders Robert Jung und einiger zuverlässiger Freunde. Fritz Kolbe kam [gewöhnlich] in mein Zimmer im dritten Stock der Klinik, um mich zu treffen. Dafür musste man durch die Korridore der Einrichtung gehen, die Treppen hinaufsteigen, vor den Krankenzimmern, Schwestern und Assistenten vorbeilaufen. Kolbe kam [vorgeblich] als Patient in die Klinik, um mich zu konsultieren, oder um seine Verlobte, die Sekretärin von Sauerbruch, zu sehen. Es gab eine Zeit, in der wir uns jeden Tag sahen, morgens und abends ... [133]

Die Charité-Dienstwohnungen von Fritsch und Jung werden zu kleinen Depots und Laboratorien für Spionage. Jung erinnert sich, dass Kolbe manchmal bis zu 50 Akten an einem Tag in sein Apartment bringt. Er habe genaue Kenntnisse über alle wichtigen Nachrichtendienste von Frankreich über Irland bis Japan besessen und sei genau darüber im Bilde gewesen, welche Informationen zu wirtschaftlichen Transaktionen mit Portugal, Spanien und der Türkei das Deutsche Reich erreichten. In Jungs Erinnerung sind sämtliche Dokumente mit den Hinweisen »Streng vertraulich« und »Unter Verschluss zu halten« gekennzeichnet gewesen.[134]

Die Spionagearbeit der beiden Männer folgt einer akribischen Arbeitsteilung:

In der Klinik arbeiteten wir bis spät in der Nacht an den Dokumenten. Manchmal begann er [Kolbe] sofort zu fotografieren, (…) [die Fotos] mit Büroklammern (…) Auf einem Karton zu befestigten, der dem Tageslicht oder dem Licht von mehreren elektrischen Lampen ausgesetzt war. Er hatte eine ausgezeichnete kleine Kamera, die Bilder von zwei Zentimetern von außergewöhnlicher Präzision machte. Ich half ihm, so gut ich konnte.

Als er gehen musste, hinterließ er mir die Dokumente, besonders jene, die nicht fotografiert worden waren. Oft peinlich. Ich hatte in meinem Zimmer nur einen alten Sekretär, der nicht richtig verschließbar war. Normalerweise nahm ich die Papiere und steckte sie in einen Umschlag, den ich mit »Manuscript for the Journal of Medicine« beschriftete und fest verschloss.

Ohne sein Wissen wird auch Sauerbruch Teil von Kolbes und Jungs Spionagenetzwerk. Kolbe nutzt ihn als Kurier, wenn er zu Kongressen in die Schweiz fährt. Er gibt ihm dann Briefe mit, die Sauerbruch an einen gewissen Walter Schuepp liefern soll, einem Verbindungsmann zwischen dem Spion und Dulles. Kolbe erklärt Sauerbruch, dass er in diesen Briefen die deutschen Exil-Migranten auf dem Laufenden halten möchte über das, was in Deutschland passiert. Sauerbruch hält das für eine gute Idee. Kolbe schreibt Dulles, er solle dem Chirurgen nie erzählen, was er ihm mitgebe, um sich – möglicherweise aber auch um Sauerbruch – zu schützen. In einem an Dulles verfassten Brief nach dem Krieg klärt er ihn darüber auf:

Sauerbruch war nie Teil meines engsten Zirkels. Ich hatte zu ihm stets ein Vertrauensverhältnis, aber es war nicht nötig, ihn in meine Angelegenheiten hineinzuziehen. Gewiß wußte er, daß ich mit den Alliierten in Kontakt stand, aber ich gab ihm nie nähere Einzelheiten oder Namen, außer dem Kocherthalers[135], preis.[136]

Vermutlich weiß Sauerbruch mehr, als Kolbe lieb ist, wenngleich ihm das aber wiederum hilft.

Fritz befürchtet [im Frühjahr 1944], daß seine Reisen nach Bern das Interesse der Gestapo geweckt haben könnten. Der immer besonders gut informierte Ferdinand Sauerbruch hatte Kolbe gewarnt, daß sich der Leiter des Protokolls im Auswärtigen Amt, Alexander von Dörnberg, für seine häufigen Schweizbesuche interessiert.[137]

Auch Jung nutzt seinen Chef für Kurierfahrten. Als ein besonders bizarres und beängstigendes Erlebnis ist ihm eine Autofahrt mit Sauerbruch an Pfingsten 1944 in Erinnerung geblieben. Damals reist Jung mit seinem Chef ins bayerische Amorbach, um den Physik-Nobelpreisträger Max Planck an einem Leistenbruch zu operieren, da der 86-Jährige nicht mehr von Süddeutschland nach Berlin fahren kann. Mit im Wagen sitzen neben dem Fahrer auch Margot Sauerbruch, Plancks Sohn Erwin, der wegen seiner antinazistischen Gesinnung bereits von der Gestapo verhaftet worden war und unter ständiger Beobachtung steht, und dessen Frau. Jung hat geheime Papiere von Kolbe dabei, die er bei einem Besuch seiner Familie im Elsass seinem Bruder übergeben will, damit dieser sie an die französische Résistance weiterleiten kann. Auf der Fahrt passiert das Auto mehrere Posten der Militärpolizei. Planck und Jung sind beunruhigt. Und dann geschieht es, sie werden gestoppt.

> *Am nächsten Posten (…) wurden wir von einem Soldaten angehalten, der seine Waffe trug. Das Auto hatte gerade gehalten, als zehn Soldaten von beiden Seiten der Straße aus Verstecken angerannt kamen. Die Gewehre unter dem Arm, nach vorne gerichtet, bereit zu töten, gruppierten sie sich um das Auto herum. Ohne zu zögern, steigt Sauerbruch aus. Ein Unteroffizier, der Anführer der Gruppe, sagte uns (…), dass das Auto und die Leute durchsucht würden. (…) Ich hatte in meiner Tasche einen langen Bericht für die Anführer des Widerstandes, der für sie von beträchtlichem militärischem Interesse war. Ich hatte vier Originaldokumente aus dem Ribbentrop-Ministerium von Fritz Kolbe ausgehändigt bekommen. [Es ging darin] um Spionageabwehr in der Türkei und in Skandinavien. Ich musste sie meinen Bruder Robert (…) schicken. Ich sah mich [nun, vor meinem inneren Auge] erschossen oder gehängt, meine Familie auf einem Feld hingerichtet.*[138]

Die Militärpolizei zwingt alle aus dem Wagen. Jung zittert innerlich, Planck ist vor Angst regungslos, während Sauerbruch seine Papiere vorzeigt, laut schimpft und flucht, bis ein Leutnant auf die Gruppe aufmerksam wird und auf den Wagen zugeht. Zunächst angespannt und finster dreinblickend, hellt sich seine

Miene auf, als er Sauerbruch entdeckt. »Sind Sie etwa der berühmte Chirurg?«, fragt er.

»Der bin ich wohl«, antwortet Sauerbruch und zeigt nacheinander auf seine Begleiter: »Und das hier sind meine Assistenten.«

Der Offizier nickt jedem in der Runde zu und reicht dann Sauerbruch seine Hand. »Was für eine Ehre für mich, Sie kennenzulernen«, sagt er und tippelt dabei mit den Füßen auf den Boden wie ein nervöser Schuljunge. Bei dieser kuriosen Szenerie entspannen sich auch Jung und Planck. »Wissen Sie«, fährt der Leutnant fort, »ich habe mir lange gewünscht, Sie mal persönlich kennenzulernen. Sie haben nämlich vor zehn Jahren das Leben meiner schwer erkrankten Mutter gerettet.«

»Das ist gut möglich‹, sagt Sauerbruch, ohne sich nach dem Namen der Patientin zu erkundigen. »Ich habe wohl vielen Menschen das Leben gerettet.«

Der Leutnant nickt, die umstehenden Soldaten schauen sich verdutzt an. So kennen sie ihren Vorgesetzten nicht.

Nach einem Moment des gegenseitigen Erstaunens ist es Sauerbruch, der zur Sache kommt: »Hätten Sie dann jetzt die Güte und erklären, was diese Verhaftung bedeuten soll?«

»Verhaftung?«, der Offizier lacht. »Aber nicht doch!« Er dreht sich zu seinen Soldaten und schreit: »Die Inspektion dieses Wagens ist auf der Stelle auszusetzen. Stehen Sie nicht so rum wie ein Haufen verlauster Fohlen!«

»Jawohl, Herr Leutnant«, rufen zehn Feldpolizisten im Chor. Einer von ihnen wirft danach ein: »Herr Leutnant, die Identitäten der Verdäct…« Den Satz spricht er nicht zu Ende.

»Sie Feldmaus haben wohl einen Dachschaden! Die Identitäten habe ich persönlich kontrolliert, und jetzt verziehen Sie sich alle zurück zum Posten und nerven die Herren Ärzte nicht länger.«

»Zu Befehl, Herr Leutnant!« Die Feldpolizisten laufen die Straße zurück in Richtung eines Unterstandes.

»Kommen Sie mal mit«, sagt der Leutnant zu Sauerbruch und geht hinter das Auto. Er weist mit dem Zeigefinger auf das Nummernschild, das halb verdeckt ist durch ein aus dem Kofferraum herausragendes Stück einer Wolldecke.

»Ich verstehe«, sagt Sauerbruch und bedeutet seinem Fahrer, das Missgeschick zu korrigieren.«

»Das kam uns verdächtig vor«, sagt der Leutnant. »Wir haben Befehl, jedes suspekte Fahrzeug zu stoppen. Wir haben Meldung, dass auf dieser Strecke ein Wagen mit einer Selbstmörderkolonne unterwegs ist. Zwei Generäle und ein Haufen Zivilpack sollen auf dieser Strecke gen Süden fliehen. Sie werden bezichtigt, mit dem Feind unter einer Decke zu stecken.«[139]

Sauerbruch und seine Begleiter können anschließend unbefangen weiterfahren, Planck wird erfolgreich operiert, und Jung kann die Dokumente an seinen Bruder übergeben.

Ob und wie viel Wissen Sauerbruch zu diesem Zeitpunkt über die Spionagetätigkeit seiner Assistenten Jung und Kolbe hat, darüber kann man nur Vermutungen anstellen. Sicher ist, dass seine Frau Margot besser informiert gewesen ist. Sie gehört dem Spionagenetzwek um Kolbe, Jung und Fritsch an und hilft beim Schmuggeln von Dokumenten. Diese Episode über die Autofahrt zu Planck zeigt darüber hinaus aber auch auf, wie einflussreich allein die Erscheinung Sauerbruchs sein konnte. Wäre er an diesem Tag nicht im Auto gewesen, so hätte dies mit Sicherheit Jungs Leben gekostet, und vermutlich auch das Kolbes und Erwin Plancks.

Die Mittwochsgesellschaft

Im Jahre 1863 gründen 16 bekannte Persönlichkeiten einen elitä-
ren Gesprächskreis, um sich über wissenschaftliche und gesellschaftliche Fragen auszutauschen. Unter ihnen sind Forscher verschiedener Disziplinen, Kulturschaffende, Künstler und Politiker.
Sie nennen diesen Zirkel *Freie Gesellschaft zur wissenschaftlichen
Unterhaltung,* inoffiziell als »Mittwochsgesellschaft« bezeichnet,
denn die Treffen finden jeden zweiten Mittwoch statt. Im Wechsel
richten die Mitglieder die Treffen in ihrem Haus aus. Dem Gastge-
ber kommt die Aufgabe der Bewirtung zu, ihm gebührt aber auch
die Ehre des einleitenden Vortrages. Erst wenn ein Mitglied stirbt,
wird ein neues einberufen. Möglicherweise ist es kein Zufall, dass
Ferdinand Sauerbruch zeitgleich mit der Machtergreifung durch
die Nazis im Januar 1933 das Angebot annimmt, der Mittwochsgesellschaft beizutreten. Hier treffen sich Gleichgesinnte aus dem
konservativen Bildungsbürgertum. In den ersten zwei Jahren des
Hitler-Regimes ist der Kreis nicht radikalisiert. Man wartet ab, wie
sich die neue Politik entwickelt. Die Loslösung vom Versailler
Vertrag und die Zerschlagung des deutschen Kommunismus betrachtet man als eine positive Errungenschaft der neuen Machthaber. Der Antisemitismus hingegen wird von Anfang an scharf verurteilt. Als ein jüdisches Mitglied, der Kunsthistoriker Werner
Weisbach, 1935 keine Zulassung zur Reichsschrifttumskammer
erhält, bekennt sich die Mittwochsgesellschaft zu ihm und entwickelt sich in der Folge zu einem Kreis von Gegnern der Nazis. Der
Ton wird schärfer und radikaler, politische Diskussionen rücken
in den Vordergrund, alternative Modelle werden diskutiert. Vier
der Mitglieder während der Zeit des Dritten Reiches – gleichzeitig
enge Freunde Sauerbruchs – werden das Attentat auf Hitler am
20. Juli mitplanen und nach dessen Scheitern hingerichtet werden.

Es sind der Generaloberst der Wehrmacht Ludwig Beck, der Diplomat Ulrich von Hassell, der preußische Finanzminister Johannes Popitz und der Wirtschaftswissenschaftler Jens Jessen. Aus diesem inneren Kreis entspringt der konservativ-bürgerliche Widerstand. 1940 bereits entwerfen Beck, von Hassel und Popitz ein neues antinazistisches Regierungsprogramm.

Weitere bedeutende Mitglieder dieser Zeit sind der Botaniker Friedrich Ludwig Emil Diels, die Nobelpreisträger für Physik Werner Heisenberg und Max Planck sowie der Schriftsteller und Journalist Paul Fechter. Der Philosoph Eduard Spranger versucht 1941, eine Deportation von Juden zu verhindern, und verbringt drei Monate in Gestapo-Haft. Ein unrühmliches Mitglied der Runde ist der Arzt Eugen Fischer, der Rassenforschung betreibt und ein Befürworter der Rassenhygiene ist, wenngleich er die jüdische Rasse »differenzierter« beurteilt als die Nationalsozialisten. 1943 tritt Fischer aus der Gesellschaft aus. Ob er bis dahin in Widerstandspläne eingeweiht gewesen ist, ist nicht bekannt, aber eher unwahrscheinlich, denn andere Mitglieder meiden ihn, so gut es geht. Sauerbruch geht Fischer aus dem Weg, erscheint nicht zu Veranstaltungen in seinem Haus, und auch Fischer ist nie Gast bei Sauerbruch.

Jung lernt die Mitglieder der Mittwochsgesellschaft an Sauerbruchs 69. Geburtstag kennen. Er notiert über den Abend des 3. Juli 1944 im Haus seines Chefs:

Da war Erwin Planck, der Sohn des großen deutschen Physikers Max Planck. […] Er war ein berüchtigter Anti-Nazi (…). Da waren Popitz (…) und viele andere, alles Antinazis, Menschen mit großem Wissen, die alle im Ausland gelebt hatten. […] Unter den wahren Antinazis habe ich kaum jemanden gefunden, der nicht längere Zeit im Ausland gelebt und gearbeitet

hat. Sauerbruch war Teil einer Art Akademie in Berlin,
genannt Mittwochsgesellschaft, die sechzehn Mitglieder hatte
und die sich einmal wöchentlich bei einem ihrer Mitglieder
traf. Eine Rede von allgemeinem Interesse mit Diskussion
folgte dem Ende des gemeinsamen Abendessens. Beck, Max
Planck, Popitz, Jessen und Sauerbruch gehörten unter anderem
zu dieser heftigen antinazistischen Gesellschaft. [...] Viele
Mitglieder der Mittwochsgesellschaft waren an Sauerbruchs
Geburtstag anwesend.[140]

Das Attentat vom 20. Juli

Mitte August 1943 steht ein Mann mit tiefsitzender Offiziersmütze in Sauerbruchs Praxis. Sein linkes Auge ist bedeckt mit einer schwarzen Klappe. Aus dem rechten Ärmel seiner grauen Uniform ragt keine Hand hervor. Die linke Hand ist in einen weißen Verband gehüllt, darunter fehlen der Ringfinger und der kleine Finger. Sauerbruch weiß genau, wer vor ihm steht. Sein Sohn Peter, der als Hauptmann im Generalstab dient, pflegt engen Kontakt zum Grafen Claus Schenk von Stauffenberg. Längst weiß Sauerbruch über die Umstände Bescheid, die den Oberstleutnant zu ihm geführt haben. Sauerbruch hat seinem Freund Generaloberst Beck im Januar 1943 einen bösartigen Tumor entfernt. Jung erinnert sich an den Aufenthalt des Generals, der ihm berichtet, er habe Hitler gewarnt, dass der Krieg nicht zu gewinnen sei, und dass dieser ihn daraufhin entlassen habe. Beck erzählt Jung von einem heftigen Streit, Hitler habe nichts von militärischer Strategie verstanden, sein Patriotismus und sein Einsatz für das deutsche Volk seien eine Lüge. Bevor er Hitlers Büro verlassen habe, habe Beck zum Führer gesagt:»Einer von uns beiden ist kein Deutscher, aber ich glaube nicht, dass das auf mich zutrifft.« Und gedacht habe er danach: »Einer von uns ist verrückt, aber ich glaube nicht, dass das auf mich zutrifft.«

Sauerbruch bietet Beck an, sich auf seinem Gut in Groß-Röhrsdorf zu erholen, was er dankend annimmt. In dieser Zeit haben sich Dutzende Offiziere um ihn geschart, was Sauerbruch erahnen lassen hat, dass es bei den Besuchen nicht um den Gesundheitszustand seines Patienten gehen konnte. Hier hat er auch erfahren, dass Stauffenberg bei einem Tiefliegerangriff der Engländer auf seine in Tunesien stationierte 10. Panzer-Division am 7. April 1943 schwer verwunden worden ist. Nach den Amputationen von Auge, Hand und Fingern, welche direkt im Feldlazarett im tunesischen Sfax vorgenommen worden sind, ist er über ein Kriegslazarett in Karthago und ein Reservelazarett in München am 10. August 1943 wieder in Berlin eingetroffen. Nun erkundigt er sich bei Sauerbruch über weitere Behandlungsmöglichkeiten. Der teilt ihm mit, dass eine Behandlung dringend notwendig sei, aber einer längeren Rehabilitationszeit bedürfe. Er müsse ihm die noch im Kopf steckende Kugel, die durch sein Auge dort eingeschlagen ist, entfernen und einen *Sauerbruch-Arm* als Prothese anpassen. Stauffenberg lehnt mit der Begründung ab, er habe bald eine dringende Aufgabe zu erfüllen und könne diese nicht ruhen lassen.

Zu dieser Zeit glauben an der Front und in der Heimat die meisten Offiziere nicht mehr an einen Sieg Deutschlands. Doch die wenigsten trauen sich, das offen auszusprechen. Selbst hart gesottene Nazis zweifeln aber im Inneren. Jung erinnert sich an einen Besuch von Hitlers Leibarzt Karl Brandt, ebenfalls ein Chirurg, der im Mai 1943 in der Charité ist. Jung wird Zeuge eines Gesprächs zwischen Sauerbruch und Brandt. Sein Chef habe erklärt, dass der Krieg verloren sei, und sich bei seinem Kollegen erkundigt, wie er das sehe. Daraufhin habe Brandt gesagt: »Nüchtern betrachtet ist ein Sieg unmöglich, aber der Glaube muss uns genügen und soll uns bewahren!«

Es gilt als wahrscheinlich, dass Stauffenberg zu diesem Zeitpunkt schon Pläne geschmiedet hat, sich dem Widerstand anzuschließen. Auch wenn er es öffentlich nicht aussprach, so ist er zu dieser Zeit innerlich ein entschiedener Gegner der Nazis. Das zeigt sich deutlich bei einem erneuten Aufeinandertreffen mit Sauerbruch. Er sucht ihn in der Charité auf.

Er habe, so sagte er, eine vertrauliche Unterredung zu führen, und zwar mit den Generälen Olbricht und Beck. Das Gespräch werde sehr geheim gehalten werden müssen, außerdem kenne er Beck nicht, Ob ich ihnen meine Wohnung zu der Zusammenkunft zur Verfügung stellen könne? Allerdings ergebe sich noch eine Schwierigkeit, daß ich, der Hausherr, zum Gespräch nicht zugelassen werden könne.[141]

Obwohl es ihm merkwürdig vorkommt, informiert er Beck, der ihm entgegnet: »Stauffenberg! Das ist der Mann, den wir brauchen.«

Das Treffen der drei Verschwörer findet in Sauerbruchs Haus statt. »Beim Abschied sagte Beck ganz nebenbei zu mir: Stauffenberg ist bereit, die Aufgabe zu übernehmen.«[142]

Da Sauerbruch über Becks und Friedrich Olbrichts Widerstandspläne im Bilde ist, kann er sich denken, was sein Freund mit dem ihm gegenüber geäußerten Satz meint. Aber er fragt nicht weiter nach. Stauffenberg bleibt in Sauerbruchs Haus. Bei einem Glas Wein bietet der Chirurg ihm an, sich wie zuvor Beck auf seinem Gut zu erholen. Stauffenberg antwortet:

»Ich habe keine Zeit, ich habe eine wichtige Aufgabe zu
erfüllen.« Da wurde mir alles deutlich, und ich muß gestehen,
daß ich außerordentlich erschrak, so sehr, daß es mir zunächst
die Sprache verschlug. Er sprach weiter und wollte mir Einzel-
heiten der Pläne entwickeln, mit denen er sich trug. Ich
unterbrach ihn schleunigst. »Sie dürfen sich nicht mit solchen
Plänen abgeben! Sie nicht!««, rief ich.
Das traf ihn schwer, er fragte verstört: »Warum nicht ich?«
Er erhob sich gekränkt aus meinem Sessel. […] Ich versuchte
ihm zu erklären, daß ein Mensch nach einer so schweren
Verwundung, wie er sie erlitten hat, nicht im vollen Besitze
seiner körperlichen und geistigen Fähigkeiten sein könne.
Ich beschwor ihn, daran zu denken, daß sich infolge seines
Zustandes viele Fehler in sein Kalkül einschleichen konnten
(…). Seine Nerven könnten allzuleicht bei der Ausführung
der Tat versagen. Wohl eine Stunde redete ich auf ihn ein, aber
ich konnte ihn von seinem Entschluß nicht abbringen.[143]

Sauerbruchs Sohn Peter berichtet von einer Art hartnäckiger
Gelassenheit, mit der Stauffenberg an die Aufgabe, der er sich
zutiefst verpflichtet gefühlt hat, herangegangen ist. Er schreibt:
»Ich habe vier Monate lang mit Stauffenberg zusammengearbeitet und in dieser Zeit viele der Hauptakteure kennengelernt.
Keiner erreichte dasselbe Maß einer aus großer innerer Kraft ent-
springenden Gelassenheit wie er.«[144]

Stauffenberg trifft am 20. Juli zur Lagebesprechung in der dafür vorgesehenen Holzbaracke in Hitlers Wolfsschanze ein und
stellt seine mit einem Sprengsatz bestückte Aktentasche vorsichtig zwei Meter neben dem Führer ab, und zwar neben die Innen-
seite eines der schweren Holzsockel des breiten Kartentisches.
Unter einem Vorwand verlässt er anschließend den Raum. Als

die Bombe um 12.42 Uhr detoniert und fünf der anwesenden Personen tötet, ist er bereits auf der Flucht nach Berlin. Dort erwartet ihn die Widerstandsgruppe unter Führung des Leiters des Allgemeinen Heeresamtes General Friedrich Olbricht im sogenannten Bendlerblock. Alle gehen davon aus, dass ihre geplante »Operation Walküre« mit Hitlers Tod die wichtigste Phase überstanden hat. Nun will man den Staatsstreich einläuten und die Ermordung Hitlers einer Gruppe »frontfremder Parteifunktionäre« anlasten, um die Wehrmacht unter Kontrolle der Verschwörer zu bringen, die anschließend sämtliche Angehörige der NSDAP, der SS und der Gestapo verhaften soll. Der Plan scheitert. Hitler überlebt fast gänzlich unverletzt, weil er sich im Moment der Detonation weit über den Tisch gebeugt hat, um dort einen Punkt zu fixieren. Außerdem ist der Generalstabsoffizier im Oberkommando des Heeres Heinz Brandt kurz zuvor beinahe über die Aktentasche gestolpert und hat sie aus Zorn darüber an die Außenseite des Tisches gestellt. Brandt wird wie drei weitere Anwesende regelrecht zerfetzt. Fast alle anderen Anwesenden werden verletzt, außer Generalfeldmarschall Wilhelm Keitel, der auch über dem Tisch gelegen hat. Als der Chef des Oberkommandos der Wehrmacht merkt, dass Hitler nur leichte Verletzungen hat, ruft er noch in den Trümmern aus: »Unser Führer lebt. Die Vorhersehung!«

Gegen Abend sind die Verschwörer ausfindig gemacht, der Staatsstreich, die geplante Operation Walküre, ist gescheitert. Um 22.30 Uhr stürmen Wehrmachtsoffiziere den Bendlerblock.

Der Befehlshaber des Ersatzheeres Generaloberst Friedrich Fromm, der sich bis zuletzt nicht für eine Seite entscheiden konnte, stellt sich als Opfer dar und befiehlt selbst ein Standgericht. Er lässt die Anführer der Widerstandsgruppe, General Friedrich Olbricht, Oberst von Stauffenberg, Oberst Albrecht Ritter Mertz von Quirnheim und den Adjutanten Stauffenbergs, Oberleutnant Werner von Haeften, gegen Mitternacht in den hell ausgeleuchteten Innenhof des Bendlerblocks bringen und dort durch ein Exekutionskommando erschießen. Stauffenbergs letzten Worte sollen gewesen sein: »Es lebe das geheime Deutschland.«[145]

Bereits zuvor hat Fromm Generaloberst Beck auf sein inständiges Flehen hin die Möglichkeit geboten, sich selbst töten zu dürfen. Beck hat sich zwei Mal in den Kopf geschossen, aber überlebt. Fromm hat ihn wenig später von einem anwesenden Feldwebel erschießen lassen und befiehlt nun, ihn auf den Sandhaufen neben die Leichen der anderen zu legen. Das Karma holt Fromm ein. Bereits einen Tag später wird klar, dass er die Umsturzpläne nicht unterstützt, aber von ihnen gewusst hat. Er wird vom Volksgerichtshof »wegen Feigheit vor dem Feind« zum Tode verurteilt und am 12. März 1945 im Zuchthaus Brandenburg erschossen. Ein ähnliches Schicksal hätte Sauerbruch treffen können, denn auch er ist zumindest Mitwisser um die Verschwörung. Die Wut und Rachegelüste der Nazis kennen keine Grenzen. In den Wochen nach dem missglückten Attentat werden viele Tausende Menschen als tatsächliche oder vermutete Mittäter oder Mitwisser verhaftet. Etwa 5000 Personen werden getötet. Unter ihnen befinden sich Menschen aller Schichten, des Militärs und des Zivillebens. Es trifft auch hohe und verdiente Offiziere. Unter den Todesopfern befinden sich auch drei Generalfeldmarschälle: Günther von Kluge, Erwin von Witzleben und Erwin Rommel. Dazu kommen weitere 19 Generäle, 26 Oberste, zwei Botschafter und sieben Diplomaten.

Sauerbruch muss um sein Leben fürchten, er zählt wegen seiner engen Kontakte zu Dutzenden der Verschwörer zu den Hauptverdächtigen. Pfleger Josef erinnert sich an die Zeit:

Es war nicht verborgen geblieben, dass Sauerbruch den Männern, die in letzter Stunde versucht hatten, dem Schicksal Deutschlands eine Wendung zu geben, des öfteren seine Wohnung oder sein Arbeitszimmer zu Besprechungen zur Verfügung gestellt hatte. Man verdächtigte ihn, und sein Leben war auf das Höchste gefährdet. Er wurde zu stundenlangen Verhören abgeholt, und die Klinik bangte Tag und Nacht um ihren Vater. [...] Die Gestapo ließ sich bei uns in der Klinik häuslich nieder. Das Zimmer des Chefs und alle andere Räume, die irgend verdächtig schienen, wurden durchsucht und dabei das Unterste nach oben gekehrt. Auch meine Kollegen aus dem Operationssaal und ich wurden wiederholt verhört. Man fragte uns, ob wir nicht irgendetwas in Bezug auf das Attentat Verdächtige bei Sauerbruch gesehen oder gehört hätten. Aber wir hielten zusammen, wie es sich für eine so fest verknüpfte Familie gehörte (...).[146]

In dieser Zeit erlebt Yrsa von Leistner eine merkwürdige Zusammenkunft mit Sauerbruch. Sie haben zuvor einen schwer kranken Schriftsteller in seinem Zimmer besucht. Sauerbruch ist nicht sicher, ob er durchkommt. Yrsa hat den Patienten lächeln sehen und sagt, sie werde dieses Grinsen nie vergessen. Da erschrickt Sauerbruch und erkundigt sich, ob es ein Lächeln des Diesseits oder des Jenseits gewesen sei. Manchmal hat Sauerbruch Angst vor Dingen, die er sich nicht erklären kann, wie das Leben nach dem Tod zum Beispiel. Übersinnliches fürchtet er. Von Leistner sieht, wie Sauerbruch sich an seinen Schreibtisch setzt, bei offenen Türen, Patienten sitzen gleich nebenan. Er brüllt, sodass es über die ganze Station hallt: »Die Hingerichteten vom 20. Juli, sie sind Helden! Die besten Männer Deutschlands, die zum Strang marschierten. Immer warten Hinterbliebene auf mich in meinem Wartezimmer.«[147]

Von Leistner schreibt: »Ich war entsetzt. Ich hatte gehört, Sauerbruch wird von der Gestapo überwacht (…).«[148]

Und das wird er, doch lässt er sich seinem Wesen entsprechend nichts gefallen. Von Leistner schreibt:

Ich erfuhr, ein baumlanger SS-Mann sei aus dem Zimmer des Chefs geschleudert worden. Mütze und Mantel seien ihm nachgeflogen. Auf dem Gang (…) habe sich der Mann umgewandt und besinnungslos geschrien: »Morgen steht alles in der Zeitung, hören Sie, alles (…).«[149]

Sauerbruchs Sekretärin, die aus dem Büro des Chefs läuft und der Unterhaltung beigewohnt hat, schreit ihm hinterher, sie und alle anderen auf der Station würden alles, was in der Zeitung stehen würde, dementieren. Keiner solle sich mit Sauerbruch anlegen. Maria Fritsch nimmt von Leistner mit in das leere Büro des Chefs, zeigt ihr nicht ohne Stolz das Durcheinander und erzählt, wie ihr Chef den SS-Mann mit einem Manuskriptordner, den dieser hat beschlagnahmen wollen, gegen den Kopf geschlagen hat.

Sauerbruch ist verschwunden, die Künstlerin selbst findet ihn in ihrem eingerichteten Atelier. Er ist zutiefst betrübt, auch weil die Nazis ihm jetzt schaden wollen. Die Wehrersatz-Inspektion hat sein geliebtes Pferd beschlagnahmt. Es soll Kriegsdienst an der Front tun. Nun sitzt Sauerbruch in von Leistners Atelier und formt aus Tonkügelchen ein Pferd, auf dem sein Sohn Peter sitzt, der ebenfalls als vermeintlicher Mitverschwörer gesucht wird. Er sagt: »Die können mich lange suchen, so schnell finden die mich nicht. […]«[150]

Sauerbruch versteckt sich daraufhin acht Tage auf dem Landgut in Groß-Röhrsdorf, doch er weiß, dass er sich weiteren unan-

genehmen Fragen stellen muss. Der Chef des Reichssicherheitshauptamtes Ernst Kaltenbrunner lädt ihn vor, weil die SS
herausgefunden hat, dass er unmittelbar vor dem Attentat Kontakt zu zweien der Hauptverschwörer gehabt hatte.

*Als ich ihm auf der Dienststelle gegenübersaß, wurde mir klar,
daß ich sehr viel Glück haben müsse, um nicht verhaftet und
hingerichtet zu werden, denn die erste Frage lautete:»Sie Herr
Geheimrat, haben am Dienstag, dem 18. Juli, zwei Tage vor
dem Attentat, den Herrn Beck zum Herrn Olbricht gefahren.
Worüber haben die beiden Herren an dem Abend gesprochen?«*[151]

Sauerbruch bekundet, Beck sei zum Abendessen bei ihm gewesen, danach sei er mit ihm zu Olbricht gefahren, habe aber der
Unterhaltung der beiden nicht zugehört, da er sich in Olbrichts
Bücherei aufgehalten habe. Kaltenbrunner lächelt, kommt sich
verschaukelt vor. Er fragt:

»Und was haben Sie dort getan?«
»Ein Buch gelesen.«
*»Welches Buch denn«, fragte Kaltenbrunner berückend
liebenswürdig. […]*
*»Das Trompetenschlößchen in Dresden‹, antwortete ich auf
diese idiotische Fangfrage.«*[152]

Kaltenbrunner lässt die Bibliothek durchsuchen und findet dort
tatsächlich den von Sauerbruch angegebenen Titel. Er befiehlt
aber auch, das Haus des Chirurgen zu durchsuchen, wonach er
ihn wieder zum Verhör bestellt. Kaltenbrunner hält ihm eine
handgeschriebene Liste vor die Nase, die zahlreiche Verschwörer

und Beteiligte des Attentats vom 20. Juli auflistet. Sauerbruch kann nachweisen, dass es sich um seine Geburtstagsgäste vom 3. Juli handelt.

Zu allem Überfluß fand man noch die Korrespondenz zwischen Stauffenberg und meinem Sohn Peter. Man verhaftete meinen Jungen an der Ostfront, schaffte ihn in die Prinz-Albrecht-Straße, und wir erhielten die Bitte, ihm einen Zivilanzug zu schicken, da die SS ihm die Uniform ausgezogen hatte.[153]

Es steht schlecht um Sauerbruch. Auch Kolbe meldet in diesen Tagen an den amerikanischen Geheimdienst in Bern: »Sauerbruch glaubt, daß wir alle verloren seien und daß das vor allem für ihn und mich gelte. Vielleicht hat er echt.«[154]

Doch letztendlich kommt dem Chirurgen wieder einmal jemand zur Hilfe, der ihn schätzen gelernt hat. Es ist sein einstiger Münchner Assistent Karl Gebhardt, jener Mann, der sich 1924 am Hitler-Putsch beteiligt hatte, nach dessen Scheitern tief enttäuscht von der neuen Bewegung gewesen war und Sauerbruch daraufhin gebeten hatte, den Studenten wieder den Nazismus auszutreiben.[155] Inzwischen ist Gebhardt oberster SS-Arzt und behandelt unter anderem Heinrich Himmler. Gebhardt warnt seinen ehemaligen Chef und bekundet, dass er unter keinen Umständen das Land verlassen solle, ansonsten würde man ihn auf der Stelle verhaften. Gebhardt setzt alle Hebel in Bewegung, spricht bei Hitler vor und überzeugt diesen von Sauerbruchs völliger Unschuld. Man lässt ihn danach in Ruhe. Sein Sohn, der im September an der russischen Ostfront wegen einer Briefkommunikation mit Stauffenberg verhaftet und zurück nach Deutschland gebracht worden ist, wird aus dem Gestapo-Gefängnis an der Berliner Prinz-Albrecht-Straße entlassen – allerdings unter

Professor Ferdinand Sauerbruch mit seinem Sohn Peter

der Bedingung, dass Sauerbruch im Rundfunk das Attentat auf Hitler verurteilt.

Jung schreibt: »Damit demütigte er sich selbst. Er gestand es mir ohne irgendwelche Phrasen: Ich habe es getan, um meinen Sohn zu retten.«[156]

Peter Sauerbruch vermutet sogar, dass seine Verhaftung explizit seinen Vater treffen und warnen sollte. Kaltenbrunner persönlich nämlich veranlasste, dass Peter von seinem Vater aus dem Gefängnis abgeholt werden müsse.

»Zu meinem Erstaunen trat also plötzlich mein Vater in Kaltenbrunners Zimmer. Es entspann sich in meiner Gegenwart ein kurzes Gespräch, in dem Kaltenbrunner ihm Vorhaltungen machte, er mißbrauche seinen ärztlichen Beruf, um seine schützende Hand über Juden zu halten. Mein Vater antwortete: ›Ich halte meine Hand über jeden, der mich als Arzt braucht.‹ Ich stellte mich innerlich schon drauf ein, wieder in die Zelle zurückgeschickt zu werden, aber ich war frei.«[157]

Auch in der Charité kehrt allmählich Ruhe ein. Oberpfleger Schmidt notiert dazu:

Die Gestapo verließ das Haus, und wir konnten wieder aufatmen: Sauerbruch war gerettet! Unsere Freude war unbeschreiblich, immer wieder stahlen wir uns zu ihm hin und schüttelten ihm verstohlen die Hand. Diesmal war es sein Leben, das an einem seidenen Faden gehangen hatte, und beinahe wäre uns unser Chef verloren gegangen. Sauerbruch war einem Schicksal entronnen, das sicher schrecklich geworden wäre, und er konnte dankbar aufatmen. Trotzdem trug er schwer an den Ereignissen. Nahe Freunde von ihm wurden verhaftet und hingerichtet. Zu den Opfern gehörten auch Generaloberst Beck und der Minister Popitz, die dem Chef ganz besonders nahe standen.[158]

Wieder einmal bestätigt sich: Wäre Sauerbruch nicht ein so angesehener Mann in der Gesellschaft gewesen und hätte ihm

Gebhardt nicht geholfen, wäre er wegen seiner von Kaltenbrunner vermuteten Mitwisserschaft um das Attentat vom 20. Juli einer Hinrichtung nicht entgangen.

Dass Sauerbruch in die Attentatspläne eingeweiht gewesen ist, steht außer Frage. Das bezeugt nicht nur er selbst, sondern das bestätigen viele andere ebenfalls. Kolbe vermerkt, dass Sauerbruch ihm kurz vor dem Attentat erzählt habe, dass »Ereignisse von größter Bedeutung (...) bald eintreten würden«.

Ulrich von Hassel listet in seinen Tagebüchern alle Mitverschwörer auf und gibt ihnen Decknamen. Sauerbruch wird von ihm als »Freund aller Gutgesinnten«[159] geführt. Ganz offensichtlich hat Sauerbruch sogar lange vor dem Attentat für die Widerstandskämpfer Informationen ausgelotet. Von Hassel schreibt zwischen dem 14. und 17. Februar 1940: »Popitz hatte mir gesagt, Sauerbruch, der sehr befreundet mit Frau Attolico ist, habe sehr optimistische Äußerungen von ihr in dem Sinne berichtet, daß wir mit Mussolinis Hilfe bald zum Frieden kommen würden.«[160] Sauerbruch warnt von Hassel, dass die Nazis ihn im Visier haben.[161]

Yrsa von Leistner belauscht Sauerbruch und seine Frau häufig bei Gesprächen über Widerstandsbewegungen. Sie notiert:

... [Da] diktierte Sauerbruch seiner Privatsekretärin Fräulein Schulz (...). Der Text seines Diktates behielt stets ähnlichen Charakter. Es handelte sich fast immer um den Versuch, mit einem Zeugnis einem Verhafteten der Gestapo zu helfen. Die Ahnung, daß der Geheimrat einer Widerstandsbewegung angehöre, fand täglich Bestätigung.[162]

Tiergartenstraße 4

Zu den schlimmsten und grausamsten Verbrechen, die von den Nazis begangen wurden, zählt neben der Ermordung von sechs Millionen Menschen aus »rassistischen und antisemitischen Gründen« auch die feige Tötung von mindestens 70273 Menschen, weil sie körperliche oder geistige Behinderungen aufwiesen. Während der Schrecken für Juden, Sinti und Roma in Lagernamen wie Auschwitz-Birkenau oder Treblinka einen Ausdruck findet, sind es für die kranken und behinderten, von den Nazis als »lebensunwert« bezeichneten Menschen die Anstaltsnamen Hadamar oder Grafeneck, die untrennbar mit der ihnen dort entgegengebrachten Unmenschlichkeit verbunden sind. Zwischen 1939 und 1941 werden die Morde von der Tarnorganisation *Zentraldienststelle T4* organisiert und systematisch vollzogen. Die als geheime Reichssache angelegte Aktion, die heute als T4 bezeichnet wird, unterliegt der privaten Kontrolle der Reichskanzlei des Führers. Die Abkürzung steht dabei für die Adresse *Tiergartenstraße 4*, an der sich die »Erwachsenen-Euthanasie-Behörde« befunden hat, die im Schriftverkehr der Nazis mit Tarnnamen wie Reichsarbeitsgemeinschaft Heil- und Pflegeanstalten oder Gemeinnützige Krankentransport GmbH codiert wird. Maßgeblich geplant hat die Morde nach Hitlers Anweisungen Reichsgesundheitsführer Leonardo Conti, der in einem Runderlass sämtliche Heil- und Pflegeanstalten in Deutschland darum bittet, ihm die Namen von Patienten zu übermitteln, die an geistigen oder körperlichen Behinderungen leiden. Nach einem genau formulierten Kriterienkatalog wählen 40 freiwillige medizinische Gutachter in der Zentrale T4 diejenigen aus, die nach der Ideologie der Nazis als »lebensunwert« gelten, und organisieren ihren Abtransport mittels grauer Omnibusse in sechs dafür vorgesehene Tötungsanstalten. Dort werden sie in als Badezimmer getarnten Kammern durch die Einleitung von Gas getötet und anschließend verbrannt. Die Asche wird den Hinterbliebenen gemeinsam mit einer erfundenen Todesursache zugesendet. Dafür zuständig sind direkt an den Anstalten ansässige Standesämter.

Den Angehörigen, die in der Regel sogar noch Rechnungen für die angeordneten »Kuraufenthalte« ihrer Verstorbenen zahlen müssen, wird schnell klar, dass die Todesfälle nicht mit rechten Dingen zugehen können. Im Gegensatz zur Ermordung der Juden im Zuge des Holocaust schaffen es die Nazis nicht, die »Krankenmorde«, die nicht außerhalb Deutschlands, sondern mitten im Altreich stattfinden, geheim zu halten. Betroffene Eltern sprechen offen darüber, Nachbarn, Freunde und Kirchenvertreter sind entsetzt. Es bilden sich Protestbewegungen, die öffentlich werden. Im Dom zu Münster predigt Erzbischof Clemens Graf von Galen vor versammelter Gemeinde:

Hast du, habe ich nur so lange das Recht, zu leben, solange wir produktiv sind, solange wir von anderen als produktiv anerkannt werden? Wenn man den Grundsatz aufstellt und anwendet, daß man den »unproduktiven« Mitmenschen töten darf, dann wehe uns allen, wenn wir alt und altersschwach werden.[163]

Die Öffentlichkeit ist informiert, aus allen Schichten schließen sich jetzt Prominente dem Protest an. Sauerbruch ist außer sich, als er von der Aktion erfährt; er spricht persönlich bei Reichsjustizminister Franz Schlegelberger vor und reicht gemeinsam mit Pastor Paul Gerhard Braune und dem Theologen Friedrich von Bodelschwingh Beschwerde ein.[164]

Schließlich sieht sich Hitler zu sehr unter Druck gesetzt. Am 24. August 1941 gibt er Befehl, die T4-Aktionen abzubrechen. Gemutmaßt werden kann hier, dass Hitler sich zu diesem Zeitpunkt bereits auf die Planung und Vorbereitung der Holocaust-Verbrechen konzentriert und hier »Prioritäten« gesehen hat.

Als verbrecherischster Arzt in der Geschichte der Charité wird Professor Max de Crinis angesehen, der am 1. November 1938 die Nachfolge des emeritierten Professors und Direktors der Psychiatrischen- und Nervenklinik annimmt. Die guten Beziehungen, die de Crinis zum Reichsministerium für Gesundheit pflegt, ermöglichen ihm die Besetzung der Stelle trotz massiven Protestes der Charité-Verwaltung, die keine Verwendung für einen SS-Hauptsturmführer sieht. Doch de Crinis lässt sich in der Charité nichts zu Schulden kommen, auf die Kollegen macht er nicht den Eindruck eines überzeugten Nazis, über Politik spricht er auch nicht mit ihnen. Der damalige Student und spätere Forensiker Hein Goudsmit erinnert sich, dass de Crinis einer der wenigen überzeugten Nazis an der Charité gewesen sei, aber kein schlechter Dozent. Zum Beispiel habe er den Studenten eine berühmte Forscherin präsentiert, die einen beeindruckenden Vortrag gehalten habe. Keiner der Anwesenden habe bemerkt, dass es sich in Wahrheit um eine paranoide Patientin gehandelt habe.[165]

Was de Crinis den Studenten und anderen Ärzten verschweigt, ist die Tatsache, dass auch er sich als Zwischengutachter an der Aktion T4 beteiligt; er liefert Namen an die Zentralstelle, doch hält er seine Klinik »sauber«, nur ein dreizehnjähriger Patient der Charité kommt auf de Crinis' Verantwortung im Zuge der Krankenmorde zu Tode.[166]

Dass Sauerbruch geahnt haben könnte, dass sein Kollege de Crinis in die T4-Aktion verstrickt gewesen ist, zeigt sich in einem weiteren Fall, in dem er intervenierend in Erscheinung tritt und der eng in Verbindung mit de Crinis' Vorgänger Karl Bonhoeffer steht.

Die Hinrichtung der Bonhoeffers

Am 5. April 1943 werden der Pfarrer Dietrich Bonhoeffer, ältester Sohn des Sauerbruch-Freundes und Vorgängers von de Crinis Karl Bonhoeffer, sowie dessen Schwiegersohn Hans von Dohnanyi, Leiter einer politischen Abwehrabteilung des militärischen Geheimdienstes, wegen Wehrkraftzersetzung verhaftet. Dohnanyi wird im Untersuchungsgefängnis der Wehrmacht in Tegel inhaftiert. Nach einem Luftangriff am 23. November 1943 auf das Gefängnis findet man ihn mit Lähmungserscheinungen in seiner Zelle. Heeresrichter Karl Sack, der dem gleichen oppositionellen Kreis wie Bonhoeffer und Dohnanyi angehört, aber noch nicht enttarnt ist, ordnet eine Unterbringung des Gefangenen bei Sauerbruch in der Charité an. Er kann auf die Unterstützung des Chirurgen zählen, der schon zuvor versucht hat, Dohnanyi wegen eines ungefährlichen Venenleidens aus dem Gefängnis zu ihm bringen zu lassen. Sauerbruch stellt eine bewusst übersteigerte Diagnose: Hirnembolie, bis auf Weiteres komplette Haftunfähigkeit. Der Patient verbleibt auf seiner militärmedizinischen Abteilung.

Das Oberkommando der Wehrmacht (OKW) traut dem Professor nicht und schickt am 15. Dezember 1943 den Oberkriegsgerichtsrat Manfred Roeder zur Kontrolle; Sauerbruch erklärt ihm, es sei eine medizinische Unmöglichkeit, seinen Patienten zu entlassen. Am 21. Dezember schickt Roeder in Absprache mit OKW-Chef Wilhelm Keitel persönlich seinen Vertrauensmann Hoffmann mit einer Delegation »unabhängiger« Gutachter der

Wehrmacht in die Charité samt Sanitätskraftwagen, um Dohnanyi gleich mitnehmen zu können. Sauerbruch gelingt eine weitere große schauspielerische Szene, in der er seine Stellung als Generalarzt ausspielt. Im wahrsten Sinne des Wortes wirft er die Herren aus seiner Klinik.

Anschließend geht Sauerbruch in die Offensive. Um seiner gespielten Empörung Nachdruck zu verleihen, beschwert er sich bei Keitel darüber, dass die Gutachter es wagen, seine Diagnose infrage zu stellen. Keitel entschuldigt sich, aber Himmler lässt sich nicht hinhalten. Er besteht auf einer unabhängigen Prüfung seiner Organisation, entsendet einen SS-Arzt, der sich auf seinen Befehl hin ein Bild des Kranken machen soll. Doch auch diesen Versuch kann Sauerbruch abwenden. Jung erinnert sich, dass sein Chef diesem Abgesandten Himmlers Cognac und verschiedene Spirituosen serviert und ihm während eines spontanen Trinkgelages so zugeredet hat, dass er ihm geglaubt habe, Dohnanyi müsse unbedingt noch in der Charité bleiben.[167] Häufig wendet Sauerbruch diesen Trick an; dabei verlässt er sich auch auf die Hilfe seines Klinikapothekers, der in schweren Fällen die Drinks für Gestapoleute, die in die Klinik kommen, um jemanden zu verhaften, mit hochprozentigem Alkohol verfeinert.

Doch bei Dohnanyi ist es ein Spiel auf Zeit, denn Himmler lässt nicht mit sich spaßen. Die Sache ist zu wichtig. Sauerbruch erfährt, dass der Reichsführer SS persönlich verlangt, Dohnanyi solle auf der Stelle in ein geschlossenes Wehrmachtslazarett überstellt werden; er betraut den Chef des Wehrmachtsanitätswesens Siegfried Handloser damit, sich der Sache anzunehmen. Sauerbruch rennt die Zeit davon. Ihm fällt sein Kollege de Crinis ein, der Beziehungen zur höchsten SS-Führung pflegt und von Himmler persönlich hoch geschätzt wird; so wagt er einen letzten Versuch. Sauerbruch spekuliert darauf, dass, wenn de Crinis ein

Gutachten aufsetzt, Dohnanyi vor dem Gefängnis bewahrt bliebe. Doch warum sollte der Chef der Neurologie, der bestimmt merken würde, dass die Diagnose nicht zutrifft, ihm diesen Gefallen tun? Sauerbruch macht einen gewagten Schachzug und setzt de Crinis unter Druck. Er erklärt dem Kollegen, der Krieg werde ja nicht mehr ewig dauern und man könne nicht unbedingt damit rechnen, dass dieser mit einem Sieg des Nationalsozialismus ende. De Crinis versteht nicht, was sein Kollege will. Da wird Sauerbruch deutlicher. Dann werde jeder gewogen, fährt der Chirurg fort, auch der Herr Professor de Crinis. In der einen Waagschale werde dann liegen, was in den Heil- und Pflegeanstalten passiert ist, und das werde schwer wiegen gegen ihn. Mit einem Lächeln im Gesicht fragt er den verdutzten Neurologen, was er denn dann als Gegengewicht aufzuwenden gedenke. De Crinis ist zutiefst erschrocken. Es ist das erste Mal, dass jemand ihn auf seine Rolle in der T4-Aktion anspricht. Er hat doch nie etwas gesagt? Wie kann Sauerbruch davon wissen? Und überhaupt, warum jetzt? Will er ihn erpressen, und wenn ja, womit und weswegen? Sauerbruch trägt in Ruhe sein Anliegen vor. De Crinis erklärt sich danach ohne weitere Fragen bereit, das gewünschte Gutachten für Dohnanyi anzufertigen. Dieser gewinnt dadurch unter Sauerbruchs Obhut und Schutz eine unbestimmte Zeit, die aber bald gegen ihn spielt.[167A] Während seines Aufenthaltes in der Klinik kann die Gestapo dem jüngeren Bonhoeffer-Sohn Klaus, Chefjustiziar der Lufthansa, nachweisen, dass er ein Attentat auf Hitler geplant hat. Außerdem werden dem zweiten Bonhoeffer-Schwiegersohn Rüdiger Schleicher, Leiter der Rechtsabteilung im Reichsluftfahrtministerium, Widerstandstätigkeiten zum Verhängnis. Beide werden verhaftet. Es scheint, die Gestapo hat ein größeres Widerstandsnetzwerk aufgedeckt, in das alle vier Angehörigen der Familie Bonhoeffer verwickelt sind.

Roeders Nachfolger, der neue Untersuchungsführer Helmuth Kutzner, nutzt eine Abwesenheit Sauerbruchs aufgrund einer Dienstreise in die Schweiz, um Dohnanyi am 15. Januar 1944 aus der Charité abholen zu lassen und ins Gefängnislazarett in Buch zu überstellen. Sein Schicksal sowie das der Bonhoeffer-Söhne Dietrich und Klaus und Rüdiger Schleichers ist spätestens nach dem gescheiterten Attentat auf Hitler vom 20. Juli 1944 besiegelt. Im Zuge der intensiven Investigationen kann die Gestapo allen Kontakte zum Widerstandskreis der »Juli-Attentäter« nachweisen. Sie werden am 7. beziehungsweise 8. April 1945, kurz vor Zusammenbruch des Dritten Reiches, zum Tode verurteilt und einen Tag später durch Erhängen hingerichtet. Auch Heeresrichter Karl Sack landet am Galgen.

De Crinis bleibt Jung als unsympathischer, fanatischer Nazi in Erinnerung. Als die alliierten Truppen am 23. November 1944 in das Elsass einmarschieren und Straßburg befreiten, ist das ein großer Tag für Jung. De Crinis kommt extra zu ihm in die Chirurgische Klinik und sagt ihm spöttisch: »Oh, keine Sorge. In ein paar Tagen werden wir sie da wieder rausjagen, und das Elsass wird wieder unser sein!«[168]

Jung beobachtet zu Beginn des Jahres 1945, dass sich eine allgemeine Verzweiflung bei den Nazis breitmacht. Am 12. Februar ist Sauerbruch dienstlich außer Haus, und er leitet die Klinik als sein Vertreter. An diesem Tag kommt ein Mann einer Propaganda-Kompanie und fragt ihn: »Haben Sie verletzte Kinder im Krankenhaus, amputierte Kinder oder verbrannte Kinder? Wir brauchen Propagandamaterial über die Auswirkungen von Terrorbomben. Wir müssen zeigen, wie die Alliierten die Kinder behandeln.«[169] Es sind verzweifelte Versuche, die Kampfhandlungen aufrechtzuerhalten. Jung sehnt das Kriegsende herbei, seine Hoffnungen hat er noch nicht verloren. Er trifft einen Biologie-

Professor, der Kontakt zur jüdischen Gemeinde hat. Dieser erzählt Jung, dass es in Berlin noch rund 5000 Juden gibt, die von Deutschen versteckt werden.

Auch de Crinis verändert sich mit zunehmendem, für ihn persönlich niederschmetterndem Kriegsverlauf. Sauerbruch erzählt Jung am 15. Februar 1944, de Crinis sei eben drei Stunden in seinem Büro gewesen und habe vor Angst geweint. Er habe ihm schlimme Dinge erzählt, unter anderem von einem Konzentrationslager in der Nähe Berlins, in dem 8000 Gefangene von der SS getötet worden sind.

Ob diese Information bei de Crinis spätem Sinneswandel eine Rolle gespielt haben oder ob er nur daran denkt, seinen Kopf aus der Schlinge zu ziehen, ist Spekulation. Am 10. April 1945 überreicht der ungeliebte Professor der Psychiatrischen Klinik Heinrich Himmler ein weiteres medizinisches Gutachten. Diesmal über keinen geringeren als Adolf Hitler. Darin attestiert er dem Führer, an Parkinson zu leiden, und behauptet, er sei durch die Krankheit psychisch so schwer eingeschränkt, dass er nicht mehr in der Lage sei, das Reich zu führen. Himmler, der Hitler zu dieser Zeit bereits selbst fallengelassen hat, kommt das Gutachten recht. Er benutzt es, um dem schwedischen Grafen Folke Bernadotte einen Umsturzplan vorzulegen, um Hitler absetzen zu können. Die Geschichte endet anders.

Was de Crinis betrifft, so entgeht dieser seiner Verantwortung für die Beteiligung an der T4-Aktion. Am 2. Mai 1945 reiht er sich gemeinsam mit seiner Frau in die lange Riege derer ein, die sich kurz vor dem Zusammenbruch des Dritten Reiches das Leben nehmen. Sie schlucken eine Zyankalikapsel und sterben wenige Sekunden später. Himmler wird erst 19 Tage später auf seine Kapsel beißen, als er in einem britischen Gefangenenlager enttarnt wird.

Hilfe für weitere Verfolgte

Neben den hier zuvor bereits ausführlich und detailliert beschriebenen Hilfen für Verfolgte gibt es eine Menge weiterer Aussagen von Kollegen und Freunden Sauerbruchs, die dem Chirurgen bescheinigen, gegen die Nazis gearbeitet zu haben. Diese sollen nicht unerwähnt bleiben.

Schwester Hilde hat erlebt, dass Sauerbruch eigenwillig 1941 einen jüdischen Patienten stationär aufgenommen hat. Als die Gestapo davon Wind bekommen habe, habe diese immer wieder angefragt, wann der Mann entlassen werden könne. Sauerbruch habe die Auslieferung des Mannes verhindert, indem er ihn über eine längere Zeit immer als nicht entlassungsfähig angegeben hat.[170]

Als der Diplomat Otto Kiep wegen seiner Verbindungen zu Widerstandskreisen, unter anderem zum Solf-Kreis um Hanna Solf und zum Kreisauer Kreis um Graf von Moltke, im Januar 1944 auffliegt und von der Gestapo verhaftet wird, versucht Sauerbruch, das gegen ihn erhobene Todesurteil abzuwenden. Er spricht beim Reichsjustizminister Otto Thierack vor. Ulrich von Hassel schreibt in seinem Tagebuch:

Zwischen Jessen und Popitz traf ich Sauerbruch auf der Straße, der bei dem Blut-»Justiz«-Minister Thierak war, um für eine Begnadigung Kieps zu sprechen. Er [Sauerbruch] ist immer hilfsbereit und mutig. Th[ierack] tat halb- oder unorientiert, machte Andeutungen über »Verbindung mit dem Feinde« und warnte S[auerbruch], sich für zum Tode Verurteilte einzusetzen, was oben sehr übel genommen werde.[171]

Laut Nissen habe Sauerbruch nicht nur ihm geholfen, zu emigrieren. Sein ehemaliger Chef habe ihm persönlich 1936 bei einer

Tagung in Luzern eine große Anzahl von Briefbögen der Charité mit seiner Blanko-Unterschrift übergeben, die Nissen an verfolgte jüdische Ärzte verteilen sollte, damit sie sich selbst ein Empfehlungsschreiben für eine Stelle im Ausland ausstellen konnten.[172]

Leriche bittet Sauerbruch 1941 darum, seine Beziehungen spielen zu lassen, um zu versuchen, einen nach Berlin verschleppten Franzosen zu retten. Sauerbruch hinterlässt ihm die Nachricht: Der Augenblick ist nahe, da die Menschen guten Willens die Dinge in die Hand nehmen und Frieden machen sollten. Der Franzose kann nach Frankreich zurückkehren. Leriche weiß bereits seit 1933 um Sauerbruchs antinazistische Einstellung, als dieser ihm bei einem Gespräch mitteilt, es sei keine Freude, in einem Land zu leben, wo man nie wisse, ob man sich am Abend noch ins eigene Bett legen würde.[173]

Werner Podszus ist während des Zweiten Weltkrieges Medizinstudent an der Charité, und er erlebt Sauerbruch auch in seiner Zeit als freiwilliger Krankenträger in der letzten Kriegswoche. Er beschreibt Sauerbruch:

Für ihn waren alle gleich, die seiner Kunst bedurften, ganz ohne Rücksicht auf Nationalität, ob Jude, Nazi oder nun Russe. [...] So hat er bis weit in die dreißiger Jahre Juden operiert (...). Es war bekannt, wenn ein hoher [NS-]Funktionär in die Klinik hereinging, begab er sich hinten hinaus.
Er war kein Parteimitglied. Er war gegen Euthanasie, gegen Antisemitismus.[174]

TOTALER KRIEG IN DER CHARITÉ

Im März 1945 kommt Kolbe das letzte Mal in die Charité, bevor er sich bis zum Kriegsende in die Schweiz absetzen wird. Der Spion will seine amerikanischen Freunde noch einmal beeindrucken. Jung schreibt:

Die ganze Nacht lang photographierten wir Dokumente. Alles, was irgendeine Bedeutung für die Amerikaner haben konnte, wurde auf einer Staffelei vor der Kamera festgemacht. Er war unruhig und nervös. Er verließ uns im Wissen, dass Berlin bald von den alliierten Flugzeugen dem Erdboden gleichgemacht werden würde und dass wir bald den Endkampf der Nazis gegen die russische Armee erleben würden.[175]

Der Endkampf sollte nicht mehr lange auf sich warten lassen. Anfang 1945 ist den meisten Generälen in Hitlers Stab völlig klar, dass die Niederlage nur noch eine Frage der Zeit ist. Während Amerikaner und Briten im Frühjahr den Rhein überqueren und die Westfront bricht, zieht Stalin 2,5 Millionen Soldaten, über 6000 Panzer und mehr als 40000 Geschütze für den Sturm auf Berlin zusammen. Seit November 1943 wird die Hauptstadt im

Zuge der vom Luftmarschall der *Royal Airforce* (RAF) Arthur Harris ausgerufenen *Battle of Berlin* durch britische Bomben schwer getroffen. Die zerstörerischsten Angriffe aber fliegen die *United States Army Air Forces* (USAAF) in den letzten drei Monaten vor Kriegsende. Insgesamt krachen während der 363 registrierten angloamerikanischen Fliegerangriffe 45517 Tonnen Bomben auf Berlin. Schätzungsweise 30 000 Zivilisten werden dabei getötet, über 500 000 Wohnungen komplett zerstört. Während der gesamten Zeit wird die Charité als Krankenhaus genutzt, obwohl sie dabei selbst schwer in Mitleidenschaft gezogen wird. Am Ende sind etwa 20 Prozent aller Krankenhausgebäude komplett zerstört und 40 Prozent beschädigt. Während der 421 Vollalarme in der Stadt flüchten sich die in der Charité verbliebenen Ärzte und Schwestern in den unter dem Gebäude liegenden Bunker.

Wieder ein Angriff, wieder steht Jung im Bunker, wieder ist es voller und enger geworden. Mittlerweile schlägt bei einem Angriff alle zwei Minuten irgendwo in der Charité eine Bombe ein. Diesmal blickt Jung nur auf zutiefst verängstigte Menschen. Der Mann, der, wenn er mit ihm hier drin gewesen ist, bei jedem Bombeneinschlag ein verschmitztes Lächeln auf den Lippen gehabt hat, ist nicht mehr da. Mit Kolbe haben auch sämtliche geschmuggelten Dokumente die Charité verlassen. Wenn es nachts Alarm gegeben hat, ist es Jung immer noch möglich gewesen, die in seinem Zimmer befindlichen Dokumente in einer Aktentasche zu verstauen, mit hinunter in den Bunker zu tragen, damit er sie im Notfall vernichten kann. Doch wenn er tagsüber Patienten versorgt hat, ist dafür keine Zeit geblieben. Immer wieder ist er in den letzten Monaten von Albträumen heimgesucht worden. In ihnen hat er sich selbst verwundet und hilflos in den Trümmern der Charité liegend gesehen, Feuerwehrleute beobachtend, die in seinem Zimmer nach allem suchen, was zu retten ist. Dabei haben sie die geheimen Akten gefunden und ihn als Verräter entlarvt. Dann hat ihn eine Angst davor befallen, dass die Nazis seine Familie in Sippenhaft nehmen könnten, wenn er auffliegt. Jung spürt, wie die Wände des Bunkers wackeln, sieht Putz von der Decke in den Raum auf eines der hier aufgestellten Patientenbetten fallen, als die nächste Bombe über ihm die Klinik erwischt. Der alte Mann in dem Bett schläft. Jung kann nicht begreifen, warum überhaupt noch Patienten in der Charité sind. Am 31. August 1943 ist nur ein Teil der Charité nach Berlin-Buch ausgelagert worden. Der Verwaltungsdirektor hat auf »Anweisung von ganz oben« entschieden, sowohl Vorlesungen weiter stattfinden zu lassen als auch einen Notbetrieb in den alten Charité-Kliniken zu erhalten, um der Bevölkerung zu zeigen, dass auch sein Krankenhaus nicht einfach aus der Stadt verschwindet.

Seit ein paar Wochen lässt Sauerbruch immer öfter einige seiner Patienten bei Angriffen in den Bunker fahren, der eigentlich nur für das Personal angelegt ist. Doch die Charité verfügt über keine Luftschutzeinrichtungen für bettlägerige Patienten. Die Luftschutzkeller im Klinikgebäude können nur diejenigen aufsuchen, die zu gehen im Stande sind; die anderen werden, soweit es möglich ist, in den Kellern der Kliniken untergebracht. Krankenhäuser werden im Vorfeld der Luftangriffe etwa eine Stunde vor dem allgemeinen Alarm telefonisch informiert. Und auch wenn die Keller kaum Sicherheit bieten, so bleiben doch immer wieder auch Schwerverletzte völlig ungeschützt in oberirdischen Krankensälen zurück, weil man keinen Platz mehr für sie zu finden vermocht hat. Sauerbruch erträgt es nicht, dass sie hilflos den Bomben ausgesetzt sind, und bringt sie entgegen dem ausdrücklichen Willen des Verwaltungsdirektors nun in dem sicheren Bunker unter. Seit er am 15. April vom Berliner Stadt-Kommandanten General Helmuth Weidling zum militärischen Oberbefehlshaber der Charité ernannt worden ist, macht Sauerbruch nur noch das, was er für richtig hält.

Jung denkt nach. *Was wird aus mir werden? Werde ich den Krieg überleben? Darf ich je mein Elsass wiedersehen, meine Frau, meine Kinder?* Dieser Wunsch schenkt ihm Hoffnung in einer hoffnungslosen Zeit.

Am 16. April 1945 hat der Sturm auf die Hauptstadt begonnen, am 21. April haben die Amerikaner den letzten Bombenangriff geflogen. Jetzt überlassen es die Alliierten den Russen, den Endkampf am Boden zu führen. Am 25. April ist die Reichshauptstadt in die Zange genommen. Die 1. Ukrainische Front unter Marschall Iwan Konew bricht von Süden durch, die 1. Weißrussische Front unter Georgi Schukow von Norden. Trotz massiven Beschusses von Artillerie und Luftstreitkräften halten Wehrmacht, Waffen-SS und Volkssturm die Stadtgrenzen noch tagelang. Seit dem 29. April kämpfen sich die Soldaten des 380., 756. und des 674. sowjetischen Infanterieregiments langsam an den für sie symbolisch so bedeutenden Reichstag heran, der sich in unmittelbarer Nähe der Charité befindet, sodass der nördliche Teil des Krankenhauses mitten in der Hauptkampflinie liegt. Sauerbruch hat in Erwartung des Endkampfes mit seiner Frau Margot bereits vor zwei Wochen den Gang der im Keller befindlichen Röntgenabteilung zu seiner neuen Wohnung umfunktioniert. Sie ernähren sich von Knäckebrot und Whiskey. Auch Margots Freundin Frau Thomas hat hier unten ihr Feldbett aufgespannt. Sie hilft bei der Versorgung der Verwundeten, wird bis zum Kriegsende in der Charité bleiben und ist eine der wichtigsten Zeuginnen der letzten Tage im Bunker. In einem Brief an Sauerbruch schreibt sie nach dem Krieg:

Meine einzige Freude und mein großer Schutz war die Freund-
schaft mit Sauerbruchs. Die letzten Tage vor dem Beschuss zog
ich zu ihnen in die Wohnung, aber auch das war kein Vergnü-
gen mehr. Tiefliegerangriffe jagten uns dauernd in den Bunker.
Als die Panzersperren auf den Straßen geschlossen wurden,
zogen wir in die Charité. [...] Eingeschlossen in ein furchtbares
Trommelfeuer von beiden Seiten, schweren Bomben von oben,
die das Gebäude restlos zerstörten [...] Mit dem Näherrücken
der Schlacht wurden nun in endloser Kette Verwundete
gebracht, Soldaten und Zivilisten, auch viele Frauen. Entsetz-
lich zerfetzte Menschen. Man musste über die Bahren hinweg-
steigen. Ohne Unterbrechung wurde nun operiert. Zwei
Gruppen von Ärzten je 12 Stunden. Vor unseren Augen
wurden zerfetzte Bäuche genäht, aufgerissene Lungen, zer-
schmetterte Köpfe operiert. Arme und Beine amputiert. (...)
Der Bunker und auch der Keller füllten sich bis zum letzten
Plätzchen. Es wurde beängstigend eng.[176]

Am 26. April hat eine Luftmine den Mitteltrakt der Chirurgischen
Klinik komplett zerstört, dabei haben sieben Schwestern ihr Leben gelassen. Keine Fensterscheibe des rechten oder linken Flü-
gels des Krankenhaustraktes ist noch intakt. Die Betonwände
sind von Gewehrkugeln durchschlagen, aus den angrenzenden
Gebäuden schlagen Flammen. Die Ärzte können Tausende Verwundete, die jetzt im Minutentakt eingeliefert werden, nur noch
in den Gängen des Krankenhauskellers unterbringen, der gleichzeitig den Hauptverbandsplatz des Berliner Zentrums stellt. Soldaten schleppen sich mit letzter Kraft hierher, Sanitäter bringen
Zivilisten, die es nicht mehr in Schutzräume geschafft haben, deren Häuser über ihnen zusammengebrochen sind, die beim Was-
serholen von einer Kugel erwischt wurden. Manche sind direkt

vor der Charité verwundet worden, beim Brotkaufen. Denn die Bäckerei, die sich auf dem Gelände befindet, bleibt geöffnet, die Menschen müssen essen. Doch auch die wird beschossen. Eine Frau liegt schreiend davor. Aus ihrem Bauch spritzt das Blut wie Fontänen. Mit letzter Kraft klammert sie sich an einem Brotlaib fest, der ihr dann von einem dürren Jungen mit grauer Schiebermütze weggerissen wird. Der Dieb beißt sofort davon ab, das daran klebende Blut scheint ihm egal.

In den schmalen Fluren der Chirurgischen Klinik stapeln sich Leichen neben vor Schmerz schreienden Menschen. Deutsche und russische Soldaten, Opfer der Häuserkämpfe, Frauen, Kinder und Greise. Die rund drei Dutzend verbliebenen Schwestern, die hier arbeiten, haben oft nur Sekunden, um zu entscheiden, wer als Nächstes zur Operation in den dafür umgebauten Krankenhausbunker darf. In dem 50 Quadratmeter großen Hauptraum stehen vier Operationstische. Die Wände sind mit Blutspritzern übersäht. Die meisten Ärzte, auch die der Chirurgie, haben die Charité längst verlassen. Sauerbruch wird später erklären, dass er ein solches Fehlen ärztlicher Hilfsbereitschaft und eine derartige Verwässerung des Begriffs der Volksgemeinschaft nicht für denkbar gehalten hätte.[177]

Doch im Moment beschwert er sich nicht. Er hat keine Zeit, über etwas anderes nachzudenken als darüber, wie er möglichst viele Menschenleben retten kann. Unter den zehn Ärzten, die im Wechsel im Bunker Dienst tun, befinden sich neben Ferdinand und Margot Sauerbruch die Assistenzärzte Adolphe Jung und der zum Bunkerkommandanten ernannte Karl Stompfe sowie Professor Hartmann aus der Pathologie. Dem Pflegepersonal gehören Frau Thomas, Oberpfleger Schmidt und OP-Schwester Hilde an. Sie kümmern sich um die Patienten, die hier in Betten, auf Bahren oder in Blutlachen auf dem Boden liegend auf ihre Operation oder den Tod warten. Ihre Schreie sind markerschütternd, doch die Ärzte haben kein Morphium mehr und können Schmerzen kaum noch lindern.

Zwei Krankenträger kommen in den Bunker. Sie rollen einige Fässer mit Butter und Käse herein, die sie in einer ein paar Hundert Meter entfernten Molkerei gefunden haben. Eine Schwester schneidet kleine Portionen daraus und reicht sie den Verwundeten weiter, die noch in der Lage sind, etwas zu essen.

Es stinkt bestialisch. Nach Äther, Diesel, Schweiß und Exkrementen. Die Belüftungsanlage ist ausgefallen. Wasser ist knapp. Nur noch einen funktionierenden Hydranten hat die Charité, aber der liegt unter Beschuss. Ein Dutzend Pfleger und Schwestern haben bereits ihr Leben gelassen bei dem Versuch, das kostbare Nass zu besorgen.

Die einzige Lichtquelle bietet ein Deckentiefstrahler, der von einem Dieselmotor angetrieben wird. Der fällt immer wieder aus, sodass die Tische zeitweise nur mit Kerzen ausgeleuchtet werden können. Drei Hitler-Jungen kommen in den Raum, sie tragen Pistolen, rufen »Sieg Heil« und »Wo sind die Russen?« Sauerbruch schreit sie an, rennt auf sie zu. Die Jungen, die den sogenannten Werwölfen angehören, blicken auf den blutbefleckten Chirurgenkittel und das Skalpell in seiner Hand und machen kehrt. »Wenn nur dem Führer nichts passiert«, nuschelt einer, bevor sie den Bunker verlassen.

Sauerbruch schreibt:

(...) für mich ging das Dritte Reich wirklich und wahrhaftig inmitten von Blut, Eiter, Leichen und Gestank unter. [...]
Meine Kollegen und ich operierten Tag und Nacht. [...]
Am 1. Mai 1945 erreichte das Drama im Operationsbunker

seinen Höhepunkt. Über abgeschnittene Gliedmaßen, Leichen,
Frischoperierte und Sterbende stürzte ein SS-Offizier zu uns
herein und schrie: »*Ich will zum Generalarzt Sauerbruch!*
Ich habe einen Befehl für ihn.«[178]

Sauerbruch tritt ins Licht. Der Sturmführer brüllt ihn an: »Der
Bunker muss sofort geräumt werden! Die Russen sind bald da!
Wir errichten jetzt hier ein Widerstandsnest!«

Der Chirurg lehnt kopfschüttelnd ab, operiert in Ruhe weiter.
Der SS-Mann droht, er werde alle Kranken und Ärzte mit Gewalt
entfernen lassen, wenn man nicht kooperiere.

Margot erinnert sich an die Worte ihres Mannes: »Und da sagte er zu mir: ›Jetzt schreibst du einen Brief.‹ Und dann diktierte er
mir einen an Hitler. Da wußte er nicht, dass der schon tot war.«[179]

Hitler hat sich am 30. April selbst in seinem Führerbunker
erschossen, die Kunde ist noch nicht bis zur Charité durchge-
drungen. Erst um 21.30 Uhr am Abend des 1. Mai 1945 wird der
zum Nachfolger des Führers ernannte Großadmiral Karl Dönitz
über den Sender Hamburg dem deutschen Volk mitteilen, dass
Hitler an der Spitze seiner Truppen kämpfend gefallen sei.

Margot stellt sich die Schreibmaschine, die für Operationsbe-
richte hier hereingeschafft worden ist, auf ihren Schoß und tippt
darauf, was ihr Mann vorsagt:

Wenn das Schicksal Deutschlands durch das Opfer von meinen
untergebenen zweitausend Menschen zu ändern wäre, würde
ich diesem Befehl Folge leisten. Da es sich aber nur um
eine ganz kurze Verlängerung dieses mörderischen Kampfes
handelt, verweigere ich, diesen Bunker zu räumen, und
werde hier an meinem Platz bleiben und gebe dem Befehl
nicht nach.[180]

Sauerbruch kennt weder Furcht noch Respekt mehr vor den bewaffneten Nazis. In den vergangenen Tagen hat er Hitlerjungen entwaffnet, die von ihnen auf dem Klinikgelände aufgebaute Reichskriegsflagge entfernt und dem Internisten Gustav Schimert beigestanden, der sich mit einigen Assistenten um Patienten in der gegenüberliegenden II. Medizinischen Klinik gekümmert hat. Dort hat die SS versucht, eine leichte Flak zur Verteidigung zu errichten, und dem Oberarzt, der das verhindern wollte, gedroht, ihn zu erschießen. Sauerbruch ist als Generalarzt eingeschritten. Dass die SS hingegen das an das Krankenhaus angrenzende AEG-Gebäude mit einer Vierlingsflak bestückt hat, hat er nicht verhindern können. Er ist Oberbefehlshaber der Charité, aber nicht der Nebengebäude, hat jedoch an dem Irrsinn zu leiden, denn dadurch treffen umso mehr Granaten die Kliniken.

Oberpfleger Schmidt soll das Schreiben zum Führerbunker unter der Reichskanzlei bringen. Oder macht es jemand anderes? Doch dazu kommt es nicht mehr. Schwestern und Patienten erstarren, als sie von den Gängen näherkommend russisches Geschrei hören. Der SS-Sturmführer flüchtet aus dem Hintereingang. Sauerbruchs Adjutant Oberstabsarzt Klose, der als Einziger im Raum noch Uniform trägt, zieht sich in Windeseile einen Kittel über, wechselt Stiefel gegen weiße Tennisschuhe. Ihm ist nicht entgangen, dass ein paar Tage zuvor ein Russe einen Arzt aus der Frauenklinik erschossen hat, weil der unter seinem Kittel Marschstiefel erkannt hat. Margot hat schon vor einer Woche die Uniform ihres Mannes verbrannt.

Alle starren wie gebannt auf die geschlossene Bunkertür. Es hat keinen Sinn, sie zu verriegeln. Draußen schreien die Patienten. Als die Tür mit einer ungeheuren Wucht aufgestoßen wird, stehen sich deutsche Ärzte mit weißen Kitteln und silbernen Operationszangen und russische Soldaten in braunen Lederjacken und Maschinenpistolen gegenüber. Ob des surrealen Anblicks sagt keiner ein Wort. Einer der Russen ist neugierig, geht auf einen Tisch zu und schaut halb interessiert, halb angewidert in den offenen Bauchraum des dort liegenden Mannes. Eine Schwester drückt ihn forsch zur Seite. Der Soldat erschrickt sich und schießt in den Raum. Doch zum Glück bricht keine Panik aus. Stompfe erinnert sich an die Szene: »Das Geschoss zersplitterte auf den Fliesen, und es gab zwei Verletzte. Eine Krankenschwester und wohl ein Patient. Diesen Patienten nahm ich dann gleich auf den Operationstisch und entfernte die Splitter.«[181]

Auch als der Kämpfer der Roten Armee die Pistole auf Sauerbruch richtet, bleiben alle ruhig wie der Chef-Chirurg selbst, der langsam den Lauf der Waffe herunterdrückt und dem jungen Russen erklärt, er wolle doch sicherlich keinen Mann erschießen, der sein Großvater sein könne. Der Soldat versteht die Worte nicht, ist aber ob des friedlichen Entgegenkommens beeindruckt und bietet Sauerbruch eine Zigarette an. Langsam wird den Russen klar, dass sie sich in einem Lazarett befinden und keinen Widerstand zu erwarten haben. Margot erlebt die Situation wie folgt:

Da sahen die Russen, dass da operiert wurde, sahen, dass die Leute da schwerverletzt lagen, sahen die kauernde Zivilbevölkerung (…) Frauen und Kinder. Und dann sind sie wieder rausgegangen und haben an beide Eingänge zum Bunker Wachen gestellt. Weil sie sagten, die nächsten würden wieder reinströmen (…).[182]

Die Russen bringen eigene Verwundete herein, legen sie auf die Tische. Die verletzten deutschen Soldaten müssen weichen, teilweise zwingt man die Ärzte unter vorgehaltener Waffe, zu operieren. Die Kampfhandlungen auf dem Gelände hören gegen 20 Uhr abends am 2. Mai auf, nachdem die Soldaten der Roten Armee die letzten sich noch auf dem Komplex befindlichen Soldaten der Waffen-SS in die Flucht geschlagen haben.

Doch damit ist die Brutalität nicht gebannt. Wer sich jetzt als Frau aus seinem Versteck raustraut, der erlebt die bittere Rache der Sieger am eigenen Leib. Horden russischer Soldaten stürmen den Platz. Es kommt zu massenhaften Vergewaltigungen. Schimert aus der II. Chirurgischen Klinik weiß seine Schwestern zu schützen, nachdem sich bereits zwei seiner Mitarbeiterinnen aus Angst vor den Russen mit Medikamenten umgebracht haben. Er lässt die Frauen in einen Krankensaal bringen und davor und darin überall Schilder aufhängen, die in russischer Sprache auf Infektionskrankheiten wie Ruhr, Typhus oder Scharlach hinweisen.[183] Andere haben weniger Glück. Margot erinnert sich daran, dass das Klinikpersonal in dieser Zeit dafür gesorgt hat, dass sämtlicher Alkohol vernichtet wird. Die russischen Offiziere hindern ihre im Sieges- und Wodka-Taumel wankenden Kameraden der unteren Dienstgrade nicht daran, zu plündern und zu vergewaltigen.[184] Als Sauerbruch davon hört, interveniert und protestiert er heftig, doch es gibt keinen Befehlshaber, an den er sich wenden kann. Seine Beschwerden nehmen ihm einige Russen krumm. Gerüchte gehen um, er und andere Ärzte hätten russischen Kameraden, die im OP gewesen sind und es nicht geschafft haben, absichtlich Gift gespritzt.

Die Lage entspannt sich, als ein russischer Sanitätsoffizier im Bunker auf Sauerbruch zugeht, ihn mit Namen anspricht und freundlich lächelt. Er kennt den Professor vermutlich aus einem Zeitungsbericht. Einer seiner Kameraden ist darüber erstaunt. Sauerbruch reicht ihm die Hand, schenkt ihm seine Armbanduhr. Wenig später kommt der Sanitätsoffizier mit einem russischen Arzt wieder, ein ehemaliger Schüler Sauerbruchs in München,

Alexander Wassiljewitsch Wisniewski, er ist jetzt Professor des *Moskauer Instituts für experimentelle Chirurgie.* Er verehrt und schätzt seinen ehemaligen Chef, verspricht, für Ordnung zu sorgen. Und tatsächlich, am gleichen Tag noch kommt der russische Stadtkommandant General Nikolai Erastowitsch Bersarin in die Klinik und stellt Wachen ab, die fortan jeden Übergriff auf Frauen und jeden Diebstahl verhindern. Jung wird Zeuge, als er mit Sauerbruch vor dem Bunker steht. Eine Schwester rennt auf sie zu, flüchtet vor einem betrunkenen Russen. Sie bleibt vor den deutschen Ärzten stehen, zittert und fleht. »Er verfolgt mich schon durch den ganzen Hof«, schreit sie. Sauerbruch schaut den Offizier, der zur Wache eingeteilt ist, böse an. Der mustert den sich nähernden torkelnden Soldaten mit zornigem Blick. Aber dieser zeigt nur auf die verängstigte Schwester: »Sie gehört mir!«, ruft er.

Der Offizier legt die Hand an den Revolver seiner Koppel und geht auf den Landser zu, worauf der sich reumütig entfernt.[185]

Es ist der letzte versuchte Übergriff auf dem Gelände der Charité.

Während draußen erste Trümmer beseitigt werden, operieren jetzt deutsche und russische Ärzte gemeinsam ihre Verwundeten. Sowjetische Lkws liefern Lebensmittel, Medikamente und chirurgische Instrumente in die Klinik. Bald herrscht ein Klima des gegenseitigen Respekts, allen steht der Sinn nach Frieden. Doch wie werden die Russen mit den deutschen Verbrechern verfahren? Tausende Nazis und Kriegsverbrecher sind entweder aus der Stadt geflüchtet oder haben wie ihr Führer Suizid begangen; andere versuchen, ihre Identität zu verschleiern.

Krankenträger Podszus schreibt: »Sauerbruch erschien wie ein schützender Vater, der seine starke Hand über uns hielt. Es war in der Tat so. Es gab keine nennenswerten Übergriffe in

Trümmerbeseitigung an der Charité 1945

seiner Klinik. Er war, [sic!] auch bei den Russen eine international anerkannte Kapazität.«[186]

Als ein Wagen auf den Hof fährt und Sauerbruch abgeholt wird, sorgen sich seine Kollegen. Es vergehen Stunden, ohne ein Lebenszeichen. Margot vermerkt: »Wir denken, unser Chef ist längst erschossen, [da] kam er strahlend wieder hingebracht mit einem ganz Hübschen in der Krone, so einem großen Käse und zwei Weinflaschen unter dem Arm, kam er wieder an.«[187]

Die Ärzte erfahren, wo er gewesen ist. Der Generalstabschef der Roten Armee, Georgi Konstantinowitsch Schukow persönlich, hatte ihn eingeladen und ihn während eines anerkennenden und offensichtlich feuchtfröhlichen Gespräches zum Berliner Stadtrat fürs Gesundheitswesen ernannt. Der Vorschlag ist von seinem Schüler Wisniewski gekommen, und Generaloberst Bersarin ist sofort einverstanden gewesen und hat Sauerbruch, der sein Amt am 17. Mai 1945 antritt, bei Schukow empfohlen.

Im Bunker der Charité leisten Ärzte und Schwestern Unfassbares. Zwischen dem ersten Beschuss am 22. April 1945 und der Einstellung der Kampfhandlungen am 2. Mai 1945 werden unter der Charité 2740 Verwundete operiert.

Frau Thomas weiß, wem sie zu danken hat:

(…) welche Hochachtung dem Geheimrat gehört, der Tag und Nacht unser Geschick gelenkt hat, sich nie Ruhe gönnte, nicht einmal ein Bett hatte und dabei rührend besorgt um mich war (…) Und wenn wir auch die Schlacht um Berlin verloren haben und den Krieg dazu, in unserem Bunker siegte doch das Gute im Menschen, es war das hohe Lied der Nächstenliebe.[188]

ENTNAZIFIZIERUNG

Nach dem Krieg bleibt Sauerbruch politisch engagiert. Am 26.
Juni 1945 unterzeichnet er die Gründungsproklamation der CDU,
die mit der SPD und der KPD die Politik des russischen Sektors
formt. Zusammen bilden die Parteien den sogenannten antifa-
schistisch-demokratischen Block, dessen Hauptaufgaben in der
Bekämpfung von Hunger, Armut und Seuchen und im Wiederauf-
bau Berlins liegen. Ein bedeutender Auftrag für Sauerbruch, der
als Stadtrat im Gesundheitswesen in den nächsten Monaten den
Aufbau von Krankenhäusern, Apotheken und Gesundheitsfürsor-
gestellen organisiert. Bei der Reorganisation des Gesundheitswe-
sens spricht sich Sauerbruch schon im Juni 1945 offen dafür aus,
allen Ärzten, die der SS, dem SD oder der Gestapo angehört haben, die Approbation zu entziehen.

Die Amerikaner drängen Sauerbruch, am 12. Oktober 1945
sein politisches Amt abzulegen, da sie nicht wissen, inwieweit der
Chirurg in Nazitätigkeiten verwickelt ist. Ein Ausschuss soll das
klären. In der Zwischenzeit widmet sich Sauerbruch dem Wie-
deraufbau seiner Klinik. Für den Arzt Werner Podszus ist die
erste Kriegsweihnacht in der Chirurgie der Charité ein unverges-
sener Augenblick:

Sauerbruch hielt eingangs eine erschütternde Ansprache,
in der er die Deutschen nicht schuldfrei sprach. Wir hätten
an dem Geschehen eine Mitverantwortung zu tragen,
aber wir dürften unsere Würde als Deutsche nicht verlieren
und müßten nun im Frieden zeigen, daß wir auch weiterhin
in der Lage sind, besondere Leistungen, auch Wiedergut-
machung zu vollbringen. Das sollten wir in erster Linie hier
an der Charité zeigen und unserer karitativen Verpflichtung
nachkommen, mit unserem Können allen zu helfen, die
unserer Hilfe bedürfen.[189]

Auf der ersten Tagung der neugegründeten *Gesellschaft der Chir-*
urgen in der sowjetischen Besatzungszone, die vom 18. bis 21. Juni
1947 in Berlin stattfindet, sagt Sauerbruch:

Aufrechte Männer, die die Gefahr der drohenden Entwicklung
erkannten, standen unter einer Diktatur, die Widerstand und
Abwehr grausam unterdrückte. Was unter diesem Regime an
Katastrophen geschah, wird Deutschland wieder gutmachen.
Es ist dazu verpflichtet und bereit.[190]

Es klingt wie eine Entschuldigung, aber gleichzeitig auch nach
einer schlüssigen Erklärung dafür, warum Sauerbruch selbst nicht
mehr gegen die Nazis hat unternehmen können. Er fühlt sich, Pa-
triot wie er ist, nun dazu bereit, den entstandenen Schaden aufzuarbeiten und die Verbrecher des Regimes zur Verantwortung zu
ziehen. Vielleicht deshalb empfindet er es als eine Frechheit, dass
er vor das Entnazifizierungsgericht geladen wird. Die drei ersten
Anklagepunkte entsprechen im Kern denen, die ihm heute noch
zur Last gelegt werden:

1. Die Annahme des Titels Staatsrat: Sauerbruch erklärt, er habe den Titel unter der Bedingung angenommen, dass er dafür nie in die Partei eintreten müsse, auch habe er nie etwas in der Funktion eines Staatsrates zu tun gehabt.
2. Zugehörigkeit zum Reichsforschungsrat: Sauerbruch bezeugt unter Eid, in dieser Organisation sei nie etwas von Experimenten an lebenden Menschen gesprochen worden. Ein geladener Zeuge bestätigt das.
3. Auszeichnung mit dem Ritterkreuz zum Kriegsverdienstkreuz in seiner Funktion als Generalarzt des Heeres: Er erklärt, das Ritterkreuz habe er für alle deutschen Ärzte angenommen.

Hinzu kommt ein weiterer Anklagepunkt:
4. Erwerb eines Hauses aus ehemals jüdischem Besitz in Grunewald: Sauerbruch versichert, er habe das Haus ordnungsgemäß von einem Rechtsanwalt erworben und nicht gewusst, wer der Vorbesitzer war.

Zeugen schildern, dass Sauerbruch bei seinem Verhör vor Wut geschäumt habe.

> »Apropos Gericht«, erklärt er, »befindet sich in der Kammer, die sich zum Richter über mich aufspielt, überhaupt ein einziger Jurist?« Nein, es befindet sich kein Jurist in dieser Kammer.
> »Das ist interessant«, fährt Sauerbruch im Zorn fort. »Aber Sie nehmen sich das Recht heraus, recht zu sprechen – über mich. Ich kann mich nur wundern.«[191]

Sauerbruch ist so empört darüber, dass sein Name überhaupt in Verbindung mit den Nazis genannt wird, dass ihn der Untersuchungsrichter damit beschwichtigt, seine Fragen seien doch nur reine Formsache und er handele so im Auftrag der Alliierten. Er solle aber bitte die Verhandlung nicht so auf die leichte Schulter nehmen.

»Ich nehme das so auf die leichte Schulter, daß es mich ankotzt«[192], schreit Sauerbruch. Dabei hätte er nicht einen einzigen Grund zur Sorge haben müssen. Er beruhigt sich aber auch nicht, als im Folgenden Dutzende Zeugen, die hier zur Befragung in einem ehemaligen Charlottenburger Café zusammengekommen sind, für ihn aussagen. Kein Einziger spricht gegen den Chirurgen. Insgesamt liegen der Kommission Entlastungsaussagen von 70 Zeugen vor. Ein Großteil davon bestätigt Sauerbruchs Ablehnung gegen Hitler und den Nationalsozialismus, bescheinigt ihm einen aufopferungsvollen Einsatz für jüdische Patienten und verfolgte Kollegen, bestätigt die enge Freundschaft zu den Verschwörern des 20. Juli und seine Mitwisserschaft.

Dennoch bedauert der Kopenhagener Chirurg Hans Wulff in einem Bericht für ein dänisches Medizinjournal, dass so viele derer, die an diesem Tag eindeutig zugunsten Sauerbruchs hätten aussagen können und wollen, nicht mehr gelebt haben.[193]

Denn zu diesem Zeitpunkt ist der gesamte Kreis der Hitler-Gegner schon hingerichtet worden. Über ein persönliches Zusammentreffen mit Sauerbruch in einem Kriegslazarett in Belgien schreibt Wulff, sein deutscher Kollege habe ihm auf eine Bemerkung zu einer militärisch-kritischen Lage Deutschlands die Antwort gegeben: »Dann kann man uns wünschen, daß der Zusammenbruch bald kommt; nur so können deutsche und europäische Kultur noch gerettet werden.«[194]

Der Untersuchungsrichter erkundigt sich explizit noch mal danach, wofür Sauerbruch das Ritterkreuz bekommen habe. Der Chirurg steht auf und brüllt in den Saal:

Das habe ich für alle deutschen Ärzte bekommen [...],
die zu Hause und an der Front ihre Pflicht getan haben. [...].
Sollen die Verwundeten (...) schuld an dem Hitlerkrieg sein?
[...] Sie [die Ärzte] haben den Verwundeten und den
Sterbenden helfen müssen (...), die hilflos dagelegen sind,
dann haben sie ihre Pflicht als zukünftige Ärzte getan,
sonst nichts.[195]

Scheinbar zeigt der Untersuchungsausschuss für Sauerbruch nicht das notwendige Verständnis. Er bleibt nur noch wenige Minuten. Bevor er wütend aus dem Raum rennt, schreit er dem Richter entgegen: »Das höre ich mir nicht länger an. Ich gehe nach Hause. Ich habe es nicht nötig, mir von einem Mann Vorwürfe machen zu lassen, der weiter nichts tut, als zu schwätzen.«[196]

Es ist einer der letzten großen Wutausbrüche, die Sauerbruch in der Öffentlichkeit erleidet. Er wird von allen Anklagepunkten einwandfrei freigesprochen, aber in Berlin diskutiert man über ihn und die Unbeherrschtheit seiner Ausdrucksweise im Zuge des Prozesses. Während die einen Lob und Verständnis zeigen und die Wut nachvollziehen können, schimpfen die anderen über seine Arroganz, werfen ihm aufgrund seiner engen Beziehungen zu den Sowjets kommunistische Umtriebe vor.

Sauerbruchs Freundin, die Pathologin Else Knake, ist hoch empört, als sie von dem Entnazifizierungsverfahren erfährt:

Wer von uns, die wir ihm nahestehen, weiß nicht, wie vielen
Juden er geholfen hat, vielen berühmten Professoren und
namenlosen Studenten. Wir sind erstaunt, dass sich jetzt keiner
offen vor ihn stellt. Wir wissen auch, dass Sauerbruch von

Karikatur der Schweizer Weltwoche *(1945):*
Sauerbruch operiert »Germania« mit russischem Personal.

Hitler nie anders gesprochen hat als von dem pathologischen
Verbrecher. Nicht eine Stunde wurde er schwankend, auch
damals nicht, als alle Welt, Inland und Ausland von seinen
Erfolgen geblendet war. Sauerbruch war einer der wenigen,
die nicht in die Partei eintraten und, was viel schwerer war,
mehrfach das goldene Parteiabzeichen ablehnte. Man ließ ihn
wohl nur deshalb in seiner Stellung, obgleich er für Hitler
einer der bestgehassten Menschen war, weil sein Name als
Arzt und Mensch in Europa zu groß war. Trotz seines hohen
ärztlichen Rufes hat Hitler ihn nie konsultiert, und er wusste
warum.[197]

Paul Fechter, ein Mitglied der Mittwochsgesellschaft, schreibt:

*Aus unerfindlichen Gründen hatte man ihn sozusagen der
Kollaboration mit dem Dritten Reich verdächtigt, obwohl
Johannes Popitz (…) oft genug auszugleichen und auszubügeln
hatte, wenn der »Chef«, wie er Sauerbruch im Scherz nannte,
wieder einmal seiner durchaus gegenteiligen Ansicht über
Männer und Taten des Hitlerregimes allzu deutlich in der
Öffentlichkeit Ausdruck gegeben hatte. Mit einem bei seinem
Temperament hoch anzurechnenden Langmut hatte Sauerbruch
die Prozedur vor der Kommission schließlich über sich ergehen
lassen: als man aber am Schluß begann, ihm langsam und
ausführlich die Klageschrift mit all seinen Sünden und Ver-
gehungen noch einmal vorzulesen, da stand er auf, nahm
seinen Hut und erklärte: Da ginge er lieber nach Hause: er
habe Wichtigeres und Vernünftigeres zu tun. Und verließ die
Stätte des Gerichts. Die Berliner, als sie es hörten und lasen,
haben gejauchzt: sie empfanden, daß hier endlich wieder
einmal ein Mann gesprochen und gehandelt hatte - und an
wirklichen Männern ist unser Dasein ja einigermaßen arm
geworden.*[198]

Jürgen Thorwald hingegen hat eine ganz eigene Erklärung für
Sauerbruchs Wutauftritt, die er in seinem Buch *Die Entlassung.
Das Ende des Chirurgen Ferdinand Sauerbruch* ausführlich darlegt.
Für Thorwald ist der Chefchirurg zu diesem Zeitpunkt bereits so
schwer an Demenz erkrankt, dass er ihm in Abrede stellt, die Au-
tobiografie *Das war mein Leben* im vollen Besitz seiner geistigen
Kräfte verfasst zu haben.

EIN ENDE
MIT AUTOBIOGRAFIE

Sauerbruch befindet sich 1948 im 74. Lebensjahr. Es häufen sich bei ihm zu dieser Zeit Konzentrationsschwierigkeiten und Vergesslichkeit, die auf eine Demenzerkrankung beziehungsweise auf eine Alters-Sklerose hindeuten. Es liegt im Naturell betroffener Personen, vor allem wenn sie erfolgreich und angesehen sind, dass sie von solchen Diagnosen nichts wissen wollen und sich selbst überschätzen. So ist es auch bei Sauerbruch, dem aber während Operationen immer häufiger Fehler unterlaufen, die sich auf seinen Gesundheitszustand zurückführen lassen. Kollegen fällt das recht schnell auf, und sie machen ihn darauf aufmerksam, da ja seine Devise selbst immer gewesen ist, Fehler im OP dürfe man sich nicht erlauben. Doch der Klinikchef hat zunächst kein Einsehen, auch nicht, als ihn sein Freund Nissen bittet, kürzer zu treten. Sauerbruch behauptet ihm gegenüber während eines Besuches im schweizerischen Zermatt, wo Nissen tätig ist, an seinen chirurgischen Fähigkeiten habe sich nichts geändert.[199]

Schließlich gelingt es einem weiteren Freund Sauerbruchs, dem damaligen Professor für Innere Medizin Theodor Brugsch, ihn davon zu überzeugen, dass es Zeit wird, in Rente zu gehen.

Am 3. Dezember 1949 reicht Sauerbruch daraufhin sein Gesuch um Versetzung in den Ruhestand ein.

Der Zeitpunkt ergäbe einen schönen Schlusspunkt für eine Biografie. Doch Sauerbruchs letzten beiden Lebensjahre werfen einen gewaltigen Schatten – nicht auf sein Wirken, aber auf seine Wirkung auf die Nachwelt. Denn das, was nun folgt, entwickelt sich innerhalb kurzer Zeit zu einem großen Schmierentheater verschiedener Personenkreise, die ihrerseits alles im Sinn haben, nur nicht, das Leben Sauerbruchs in einer vernünftigen, fundierten und würdevollen Weise darzustellen.

Es beginnt damit, dass Albert Schwerdtfeger, der in der Zeitung von der erfolgreichen Entnazifizierung Sauerbruchs gelesen hat, das Angebot des Professors aus seinem Antwortschreiben annimmt, sich mit ihm zu treffen. Er besucht ihn in seiner Villa im Grunewald und erfährt davon, dass der Mann, der ihm das Leben gerettet hat, finanziell in Schwierigkeiten geraten ist. Vielleicht ergibt sich doch noch eine Chance, sich zu revanchieren, denkt er. Häufig unternimmt Schwerdtfeger Spaziergänge und Autofahrten mit Sauerbruch, während dieser munter aus seinem Leben plaudert. Schwerdtfeger findet alles so spannend und unterhaltsam, dass ihm bald die zündende Idee kommt, mit der er glaubt, mehrere Fliegen mit einer Klappe schlagen zu können. Sauerbruch muss seine Autobiografie schreiben! Das würde ihm auch aus der finanziellen Notlage helfen. Schwerdtfeger spannt Ehefrau Margot in die Pläne ein, die keine Bedenken hat, und auch Sauerbruch sieht sich dieser neuen Aufgabe verpflichtet.

Also treffen sich die beiden Männer häufiger und fertigen gemeinsam Notizen zu Begebenheiten an, die in den Memoiren eine Rolle spielen sollen. Nach ein paar Wochen sucht Schwerdtfeger mit den Aufzeichnungen und jeder Menge Gesprächsstoff im Gepäck den Verleger der damaligen Münchner *Revue* Helmut

Kindler auf und bietet ihm die Story an. Der lässt sich auch durch Mithilfe seiner Frau, die ein bekennender Sauerbruch-Fan ist, überzeugen, das Projekt anzugehen. Schließlich sind Arztgeschichten beliebt, und den Namen Sauerbruch kennt jeder. Man könnte Millionen Leser erreichen. Doch Kindler besteht darauf, dass nicht Sauerbruch selbst, der bisher nur wissenschaftlich veröffentlicht hat, das Werk verfasst, sondern dass ihm ein Ghostwriter zur Verfügung gestellt wird, der Erfahrungen darin hat, eine Geschichte für eine große Masse aufzuarbeiten. Jemand, der nicht fachlich schreibt, sondern die Kunst des Dramas und des leicht verständlichen Stils beherrscht. In Hans Rudolf Berndorff findet Kindler den richtigen Mann, der schnell bereit ist, die Aufgabe anzunehmen. Schwerdtfeger weist diesen ein und bereitet ihn darauf vor, dass Sauerbruch nicht immer bei klarem Verstand ist. Er könne nur an Tagen mit ihm zusammenarbeiten, in denen der Arzt in entsprechender Verfassung ist. Margot erklärt sich bereit, Berndorff immer dann zu verständigen, wenn ihr Mann aufnahmefähig und in guter Stimmung ist.

Berndorff und Sauerbruch treffen sich ein paar Mal und unterbreiten sich gegenseitig ihre Vorstellungen vom Buch. Sie können sich einigen, und am 27. Juni 1950 legt der Ghostwriter dem Chirurgen einen Vertrag vor, der ihm ein Honorar von garantierten 10 000 D-Mark verspricht. Zunächst soll seine Geschichte in mehreren Teilen in der *Revue* erscheinen, später dann als vollständig gedrucktes Buch.

In Sauerbruchs Haus beginnt die Arbeit. Der Autor stellt Fragen, der Chirurg berichtet ausschweifend, eine Sekretärin schreibt alles mit. Berndorff, dem außerdem Sauerbruchs komplette wissenschaftliche und private Korrespondenz zur Verfügung steht, muss auch in Sauerbruchs Familien- und Bekanntenkreis recherchieren. Sein Weg führt ihn zu Sauerbruchs erster Frau Ada, die zu seinem Erstaunen aber ziemlich geschockt von seinem Vorhaben ist. Sie erklärt ihm, ihr Ex-Mann sei viel zu krank, um an seinen Memoiren zu arbeiten. Sie droht sogar damit, den Verlag zu verklagen. Das Projekt läuft Gefahr, schon in der Frühphase zu scheitern. Da kommt Berndorff die Idee, Ada mit einzubinden. Sie solle mit am Manuskript arbeiten, es auf den Wahrheitsgehalt prüfen und Fehler korrigieren. So kommt es, das Berndorff ständig zwischen den Villen im Grunewald und am Wannsee hin und her eilt.

Schnell wird klar, dass Ada mit dem, was ihr Mann diktiert hat, überhaupt nicht einverstanden ist. Sie bezeichnet mehrere aufgezeichnete Anekdoten als Lüge oder reine Spinnerei ihres Mannes. Darunter auch eine Geschichte, nach der Sauerbruch im Hotel Bristol einem Orchester lauscht, das Rossinis Oper Wilhelm Tell vorführt. Sauerbruch ist mit der Leistung des Trompeters nicht einverstanden, leiht sich das Instrument aus und begeistert sowohl das Publikum als auch den Kapellmeister, der ihm sofort vorschlägt, in sein Orchester einzutreten. »Stimmt nicht!«, behauptet Ada. Doch Sauerbruch hat diese Anekdote so detailliert und überzeugt geschildert. Berndorff sucht das Hotel auf und findet hier in einem Angestellten einen Zeugen der Vorstellung Sauerbruchs, der alles so bestätigt, wie der Professor es beschrieben hat.

Das geht nun ein paar Mal so, und Berndorff wird klar, was Ada bezweckt. Das, was sie als Lüge bezeichnet, will sie einfach verhindern, weil es nicht in das Bild ihres Mannes passt, das sie von ihm gezeichnet haben will. Sie meint, seine privaten Geschichten, besonders seine Feierlaune betreffend, gehörten nicht in die Biografie eines Mannes, der sich so um die Wissenschaft und Medizin verdient gemacht hat. Ada findet das entwürdigend. Aber das ist ganz im Gegensatz zu dem, was Berndorff und der Verlag sich wünschen. Sie brauchen eben genau diese außergewöhnlichen, privaten und intimen Episoden aus Sauerbruchs Leben. Gemeinsam mit Kindler beschließt der Ghostwriter, Ada nicht mehr aufzusuchen und es notfalls auf eine Klage ankommen zu lassen. Im Frühjahr 1951 ist das Manuskript in der Rohfassung fertiggestellt, Sauerbruch nimmt an Ostern noch einmal am Chirurgenkongress teil. Es ist sein letzter großer Auftritt. Am 2. Juni erleidet er einen Anfall. Kurzzeitig erholt er sich wieder, doch am 2. Juli 1951, einen Tag vor seinem 76. Geburtstag, verlassen ihn die Kräfte endgültig: Der große Jahrhundertchirurg stirbt in seinem Bett.

Berndorff und Kindler stellen das Buch fertig. Ein Verlagsmitarbeiter von Kindler & Schiermeyer wendet sich mit der Bitte an Nissen, ein Vorwort für die Biografie zu verfassen. Er erklärt sich unter der Bedingung dazu bereit, dass er das gesamte Buch vorab lesen dürfe. Der Verlag lehnt ab. Schon das erscheint Nissen höchst merkwürdig; immerhin schafft er es aber, Berndorff bei einer persönlichen Unterredung, in der dieser ihm auch bestätigt, dass er der Autor sei und Sauerbruch lediglich diktiert habe, davon zu überzeugen, dass er sein Buch nicht wie zunächst geplant *Erinnerungen eines Chirurgen* nennen solle. Weil » (…) Man nicht ›Erinnerungen‹ eines Mannes veröffentlichen darf, bei dessen Krankheit der Erinnerungsverlust das aufdringlichste Symptom ist«.[200]

Der Verlag wird das Buch *Das war mein Leben* nennen und es im November 1951 veröffentlichen. Es wird auf Anhieb zum Bestseller. Bereits in den ersten neun Monaten nach Erscheinen sind 130 000 Exemplare verkauft. Doch der Ärger lässt nicht lange auf sich warten. Am 25. April 1952 veröffentlicht der Sohn von Sauerbruchs Lehrer Mikulicz in der *Münchner Medizinischen Wochenschrift* eine vernichtende Rezension, in der er unterstellt, Sauerbruch habe das Buch nicht selbst verfasst. Kindler behauptet, sein Autor habe die Biografie im vollen Besitz seiner geistigen Kräfte geschrieben, und verklagt Mikulicz auf Schadensersatz von 50 000 D-Mark beim Landgericht München.

Nun gibt es ganz unterschiedliche Auffassungen darüber, in welchem Umfang Sauerbruch an seiner Autobiografie beteiligt gewesen ist.

Während der Gerichtsverhandlung gibt Margot Sauerbruch zu Protokoll:

(…) das Buch gibt die Erzählungen meines Mannes wieder. Ich sage ausdrücklich »Erzählungen«. Es ist nämlich in erster Linie nicht ein geschriebenes, sondern ein gesprochenes Buch. Mein Mann hat nur wenige seiner Erinnerungen selbst aufgeschrieben, einen Teil hat er mir diktiert, den größeren Teil seinem Mitarbeiter, Herrn Hans Rudolf Berndorff, Hamburg, der in einem Zeitraum von April 1950 bis Mai 1951 monatelang, oft täglich mehrere Stunden, die Erzählungen meines Mannes mitschrieb. […] Ich kann versichern, daß es sich bei den Memoiren um eine wortgetreue Wiedergabe der Erzählungen meines Mannes handelt, die außerdem mein Mann Wort für Wort redigiert und zur Veröffentlichung autorisiert hat. Jedenfalls sind die Memoiren noch vor seinem Tod, am 2. Juli 1951, fertiggestellt worden.[201]

Berndorff selbst bekräftigt das später: »Über das Zustandekommen dieses Buches […] ist viel geschrieben worden. Zu meiner Verblüffung konnte ich lesen, daß der Geheimrat es gar nicht selbst verfaßt habe, daß es aus vielerlei Quellen zusammengestellt worden sei. Dies alles ist Unsinn.«[202]

Letztendlich kann man davon ausgehen, dass Sauerbruch seine Autobiografie vollständig diktiert und der Verlag dem nichts hinzugefügt hat. Inwieweit seine geistige Verfassung das Buch aber verändert oder verfälscht hat, ließ sich nicht feststellen – und wird sich auch niemals feststellen lassen. Dass das Buch mit allerlei Anekdoten gefüllt ist, ob diese nun gänzlich der Wahrheit entsprechen oder übertrieben dargestellt sind, ist eindeutig auf Sauerbruch zurückzuführen, der eben diese Anekdoten zeit seines Lebens in geselliger Runde erzählt hat. Trotzdem kann man die Enttäuschung vieler Kollegen und Freunde verstehen, die *Das war mein Leben* nicht als Biografie verstanden wissen wollen, weil sie andere Aspekte Sauerbruchs für wichtiger erachtet haben. Und in diesem Sinne ist es wahrscheinlich, dass Berndorff Sauerbruch explizit auch nach besonders reißerischen Geschichten aus seinem Leben befragt und ihn somit in die Situation gebracht hat, so zu diktieren, wie es dann aufgeschrieben worden ist.

Bedeutend schwerer allerdings wiegt die Enttäuschung über ein weiteres Buch, das der Autor Jürgen Thorwald über Sauerbruch verfasst hat. Es erscheint 1960 zunächst als Vorabdruck in der Boulevardzeitschrift *Quick* und danach als gedrucktes Werk unter dem Titel *Die Entlassung. Das Ende des Chirurgen Ferdinand Sauerbruch*.

Thorwald suggeriert in seinem Buch ein Bild von *Das war mein Leben* als ein wahllos aneinandergereihtes Konstrukt erdachter Anekdoten, wobei er den Hauptvorwurf nicht Sauerbruch macht, der laut Thorwalds Meinung geistig gar nicht mehr in der Lage gewesen wäre, sein Leben zu erzählen, sondern seinem Kollegen Berndorff. Dieser habe die ihm angetragenen Informationen bewusst nicht von dritter Seite prüfen lassen und auch keine Memoiren Sauerbruchs aufgeschrieben, sondern einen Roman kreiert, um eine möglichst große Leserschaft zu gewinnen. Schließlich sei Berndorff hier ja geübt und nicht nur als populärer

Journalist tätig gewesen, sondern auch als Schriftsteller, der sonst »über Fantastisches, über Schiffsuntergänge, Kriminalfälle, Weltreisen und Expeditionen« geschrieben habe, auch erfolgreicher Roman-Autor gewesen. Tatsächlich hat Berndorff in der Zeit des Nationalsozialismus unter den Pseudonymen Rudolf van Wehrt und Hans Rudolf 19 Romane verfasst.

Der Vorwurf hinsichtlich Berndorffs Tätigkeit als Journalist und Romanautor erscheint absurd, wenn man sich Thorwalds eigene Vita vor Augen führt. Denn auch er, dessen Namen selbst ein Pseudonym ist, begann seine Karriere als Journalist, und zwar für die SS-Zeitung *Das Schwarze Korps* unter seinem Klarnamen Heinz Bongartz. Der Thorwald-Forscher David Oels wirft ihm vor, dass seine bis 1945 entstandenen Publikationen sich im Zwischenreich von Tagesjournalismus, populärer Geschichtsschreibung und Propaganda bewegten.[203]

Nach dem Krieg schreibt Thorwald als Boulevardjournalist bei der *Quick* und veröffentlicht bis zu seinem Tod mehr als 20 Romane, und zwar zu Themen wie »Schiffsuntergänge, Kriminalfälle, Weltreisen und Expeditionen«. Berndorff und Thorwald sind sich also in ihrer Art, reißerisch zu schreiben, immer ähnlich gewesen. So wird ebenso Thorwald aus Gründen der besseren Vermarktung auf die Sensationslust seiner Leser gesetzt haben.

Sein Werk ist eine einzige Diskreditierung des Arztes und Menschen Sauerbruch. Er beschreibt ihn darin in seinen letzten Lebensjahren als einen Irren, der seinen Abschied aus der Charité nicht verkraftet und daher wie besessen im heimischen Wohnzimmer Nachbarn, Freunde und jeden, der zu ihm kommt, illegal operiert – und dabei natürlich einen Fehler nach dem anderen macht.

Leider gibt Thorwald in seinem Buch keine einzige Quelle an, sodass bis auf ein paar abgeschriebene Briefe, über deren Echt-

Grabstätte Ferdinand Sauerbruchs

heit oder Herkunft man allerdings ebenfalls nichts erfährt, nichts darauf hinweist, wie er an seine Informationen kommt.

Nissen schreibt dazu:

> *Gegenstand der Darstellung [Thorwalds Buch] waren einzelne chirurgische Fehlhandlungen Sauerbruchs aus den letzten Jahren seiner Tätigkeit, als die Arterienverkalkung schon ein erhebliches Ausmaß angenommen hatte. [...] Sie müssen durch Indiskretion von Ärzten, Pflegepersonal und wohl auch Angehörigen des Pathologischen Institutes bekannt geworden sein.*[204]

Gemeinsam mit weiteren Schülern Sauerbruchs, die zu diesem Zeitpunkt alle bedeutende, medizinische Lehrstühle innehaben, gibt Nissen eine öffentliche Erklärung zu der Darstellung Sauerbruchs ab:

Als Schüler Sauerbruchs und Lehrer der akademischen Jugend distanzieren wir uns entschieden von dem Inhalt dieser Artikel [Vorabdrucke in der Quick], in denen Sauerbruch nicht als der überragende Arzt und Chirurg erscheint, sondern beurteilt wird nach seiner Tätigkeit und seinem Wesen in den Tagen einer rasch fortschreitenden schweren Erkrankung. In den eingehenden Schilderungen aller möglichen unwesentlichen Szenen sehen wir eine Mißachtung von Sauerbruchs glänzendem Namen. Mit Abscheu und Schmerz erfüllt es uns, wenn solche sensationellen Berichte in die breite Öffentlichkeit getragen werden, ohne daß sie auch nur im Geringsten der Größe und überragenden Bedeutung Sauerbruchs gerecht werden.[205]

Sauerbruch ruht in einem Ehrengrab der Stadt Berlin auf dem Friedhof Wannsee.

NACHWORT

Als Joseph Goebbels Anfang der Vierzigerjahre wegen diverser Beschwerden zu einer Untersuchung in die Charité kam, dort mehrere Tage verbrachte und dieser Umstand in der Öffentlichkeit bekannt wurde, erhielt Sauerbruch, der den Propagandaminister behandelte, zwei Telegramme. In dem einen stand: »Ferdinand, Du weißt, was wir von Dir erwarten!« In dem anderen: »Ferdinand, tu Deine Pflicht!« Beide Absender waren unbekannt, und Sauerbruch wusste weder, was die eine Person, noch, was die andere konkret von ihm wollte. Er ahnte nur, dass jeweils das Gegenteilige gemeint war.

Der Chirurg entschloss sich vermutlich, das zu tun, was ihm sein Berufsethos vorschrieb. Er untersuchte den Reichsminister und riet ihm anschließend zu einer Blinddarmoperation. Warum Goebbels diese ablehnte, ist nicht bekannt. Auch nicht, ob Sauerbruchs Diagnose falsch war oder gar absichtlich falsch gewesen sein könnte. Nicht, ob Goebbels die Operation überlebt hätte.

Dieses Buch hat hoffentlich eindrucksvoll und anhand von ausreichendem Quellenmaterial gezeigt, dass Sauerbruch kein NS-Täter war, wie *Der Tagesspiegel* schreibt. Er war auch kein »Nazi-Bejaher«, wie es der Medizinhistoriker Wolfgang U. Eckart formuliert, und man kann ihm auch keine »aktive Mitwirkung in einem Unrechtssystem« nachweisen, wie es der »Beirat« in Hannover darstellt. Die Vorwürfe, die ihm heute gemacht werden, sind aus Sicht des Historikers nicht haltbar. Und auch wenn dieser Mann Fehler gemacht hat, wenn er hier und da genauer hätte hinschauen sollen, so macht ihn das noch lange nicht zu einem Täter oder Mittäter. Oder aber: Wir alle sind es!

Wir sollten lernen, sensibler und präziser mit der Geschichte umzugehen. Wenn heute keine Differenzierung mehr möglich ist, wenn wir all jene verurteilen, die im Dritten Reich nicht im Widerstand tätig waren – oder bei denen es wie im Fall Sauerbruch nicht für jedermann sichtbar gewesen ist –, tun wir vielen Menschen unrecht. Zehntausende Deutsche haben Widerstand geleistet in dieser furchtbaren Zeit. Im Großen und deutlich identifizierbar wie die Geschwister Scholl oder Graf von Stauffenberg, oder eben im Kleinen: Sie haben in ihren Kellern Juden versteckt, ihnen zur Flucht verholfen; sie haben den Hitlergruß verweigert und andere gewarnt, wenn Gefahr drohte. Auch das ist Widerstand.

Richtig ist allerdings auch, dass die meisten der damals lebenden Deutschen, die keine Täter waren, auch keinen Widerstand gegen die Nazis geleistet haben. Die einen haben das Unrecht in seinem ganzen Ausmaß, so wie wir es heute überblicken können, vielleicht nicht gesehen. Andere haben versucht, ihr Leben oder das ihrer Familie zu schützen. Wir sollten sie dafür nicht kategorisch verurteilen.

Anerkennen aber sollten wir diejenigen, die still und leise Widerstand geleistet, sich im neuen Deutschland damit jedoch nicht gebrüstet haben. Von diesen Leuten haben wir nicht – oder erst spät – erfahren. Zu ihnen gehört Fritz Kolbe, dessen Spionageaktivitäten erst Anfang der 2000er Jahre bekannt wurden. Auch

Adolphe Jung, Wolfgang Wohlgemuth, Maria Fritsch und das Ehepaar Sauerbruch dürfen wir dazu zählen. Sie haben alles in ihrer Macht Stehende getan, um Schlimmeres zu verhindern, und damit mehr bewegt als die meisten ihrer Zeitgenossen.

Wenn wir heute meinen, nur weil wir den Ausgang vergangener Epochen kennen, früher Geborene hätten in die Zukunft blicken und sich dementsprechend verhalten müssen, dann können wir nur hoffen, dass man uns dereinst gnädiger beurteilen wird. Oder wer kann von sich heute behaupten, dass ihr oder sein Handeln im Rückblick auf uneingeschränktes Wohlwollen treffen wird?

Sicher, wir benennen keine Straßen nach Verbrechern. Doch wenn wir alle paar Jahrzehnte unsere Straßen, Schulen oder Krankenhäuser umbenennen, weil die Namensgeber nicht mehr so ganz in die moralischen oder politischen Vorstellungen der jeweiligen Zeit passen, dann ist eine Erinnerungskultur gescheitert. Das kollektive historisches Gedächtnis nämlich gedenkt, mahnt und bietet uns Lehren verschiedener Art an, damit wir uns in der Gegenwart orientieren und Prognosen für die Zukunft treffen können. Und eine Gesellschaft ohne Geschichte ist wie ein Mensch ohne Spiegelbild. Selbstverständlich haben wir die Pflicht und den Wunsch, in historischer Verantwortung immer wieder und besonders an die Gräuel der Nazi-Zeit zu erinnern. Vergessen sollten wir dabei keines der Opfer, und auch nicht diejenigen, die sich gegen das Unrecht gestemmt haben. Im Großen wie im Kleinen.

Bevor ich dieses Buch mit einer letzten Anekdote aus Sauerbruchs Leben schließe, die weiterhin zum Nachdenken anregen soll, möchte ich mich bei einigen Menschen bedanken. Ganz besonders und zuvorderst bedanke ich mich bei Dr. Frank Jung und seiner Frau Marie-Christine Jung. Beide haben mich über mehrere Tage im Elsass willkommen geheißen, mit mir viele Stunden über ihren Vater und Schwiegervater Adolphe Jung gesprochen und mir sein geheimes Tagebuch anvertraut, das eines der wichtigsten Zeugnisse dieses Buches geworden ist. Die Zeit im Elsass war für mich hoch emotional. Fast ehrfürchtig schaute ich auf die vielen Straßenschilder in den Dörfern, die ihre deutschsprachigen Namen beibehalten haben. Sie wurden nicht ausgetauscht, auch wenn unsere deutschen Vorfahren viel Leid über das Land gebracht haben. Aber diese Dörfer in Adolphe Jungs Heimat, sie spiegeln keine Vorwürfe wider.

Vor Straßburg liegen riesige, beeindruckende Soldatenfriedhöfe, auf denen Franzosen und Deutsche gemeinsam ruhen. Und inmitten der Stadt erinnert ein Denkmal an die Verstorbenen beider Nationen.

Außerdem möchte ich mich bedanken beim Institut für Geschichte der Medizin und Ethik in der Medizin an der Charité Berlin. Weiter bei meiner Agentin Anna Mechler, bei meinem Lektor Franz Leipold, bei meinem Verleger Christian Strasser und bei meinem Dolmetscher Fabian Schmidt. Der Europa Verlag hat mich genauso toll unterstützt wie meine Familie und meine Freundin Anne von Proeck! Ihr alle wart eine große Hilfe!

Als die Autobiographie *Das war mein Leben* fertiggestellt war, kamen Berndorff und der gesundheitlich mittlerweile unverkennbar angeschlagene Sauerbruch noch einmal zusammen. Der Autor las dem Mann, mit dem er so viele Monate verbracht hatte, ein letztes Mal sein vollständiges Manuskript vor, bevor es in den Druck gehen sollte. Sauerbruch hörte stundenlang geduldig zu, hatte untypischerweise nichts mehr auszusetzen oder zu verbessern, bis

Berndorff die letzte Seite aufgeschlagen hatte. Hier stellt Sauerbruch sich selbst die Frage, was er dem Ankläger vor der Himmelstür antworten werde, wenn der ihn fragen sollte, wer für seine arme Seele denn zeugen könne. Berndorff bemerkte, dass Sauerbruch angefangen hatte zu weinen, las ihm dennoch vor, was dieser ihm wenige Wochen zuvor als Antwort diktiert hatte:

»Ich bin ganz getrost, ich werde antworten: Ich hoffe, dass zu meinen Gunsten die vielen Verwundeten und Kranken aussagen werden, denen ich geholfen und denen ich das Leben gerettet habe, mein lieber Ankläger.

Mein lieber Ankläger, so werde ich ihn nennen, denn da oben darf man ja nicht grob sein!«

Christian Hardinghaus im Januar 2019

> »*Geschichte wiederholt sich nie in deckungsgleicher Form.*
> *Wohl aber stellt sie uns Menschen in gewissen Abständen*
> *immer wieder vor ähnliche Situationen, Spielarten des schon*
> *einmal Dagewesenen. Eine Blankovollmacht auf richtiges*
> *Handeln, die uns unsere Zweifel abnimmt, bleibt uns versagt.*
> *Wollen wir uns auf den mannigfaltigen Wegen, die durch*
> *unsere Zeit führen, nicht verirren, so bleibt uns nur die*
> *Fähigkeit zu klarem aufrichtigem Denken und zum Lauschen*
> *auf die Stimme unseres Gewissens (…).*«[206]

Peter Sauerbruch, 1984

QUELLEN

ABC News (Hrsg.): CIA Opens Nazi Files, Including Hitler's, 27.4.2001, URL: https://abcnews.go.com/International/story? id=81162&page=1.

Beckmann, Dr., Interview (Quick 1961), Archiv des Instituts für Geschichte der Medizin und Ethik an der Charité in Berlin, Dok.-Nr. 216.

Brief Kolbes an Allen Dulles vom 19. Mai 1945, Privatarchiv Fritz Kolbe, Sammlung Peter Kolbe.

Delattre, Lucas: Fritz Kolbe. Der wichtigste Spion des Zweiten Weltkriegs, München – Zürich 2004.

Der Spiegel (Hrsg.): Das ist der Hitler gewesen. Lassen wir das, in: Der Spiegel 1949, 30.4.1949, S. 24.

Deutsches Rundfunkarchiv Frankfurt/Main: 2632038/2, Sauerbruch, 12.11.2007.

Dewey, Marc u.a.: Ernst Ferdinand Sauerbruch und seine ambivalente Rolle während der Zeit des Nationalsozialismus, in: Deutsche Gesellschaft für Chirurgie – Mitteilungen 2006, S. 325–333.

Die Zeit (Hrsg.): Wer ist Wolfgang Wohlgemuth?, in: Die Zeit 1954, 5.8.1954.

Eckart, Wolfgang U.: »Der Welt zeigen, daß Deutschland erwacht ist …«. Ferdinand Sauerbruch und die Charité-Chirurgie 1933–1945, in: Die Charité im Dritten Reich. Zur Dienstbarkeit medizinischer Wissenschaft im Nationalsozialismus, hrsg. von Schleiermacher, Sabine/Schagen, Udo, Paderborn 2008, 189–206.

Eckart, Wolfgang U.: Ferdinand Sauerbruch – Meisterchirurg im politischen Sturm. Eine kompakte Biographie für Ärzte und Patienten, Wiesbaden 2016.

Erklärung Sauerbruchs an den Verlag Lambert Schneider, in der Manuskriptabteilung des Deutschen Literaturarchivs Nr. 2000.7.

Fechter, Paul: An der Wende der Zeit. Menschen und Begegnungen, Berlin – Hamburg 1950.

Forßmann, Werner: Selbstversuch. Erinnerungen eines Chirurgen, Düsseldorf 1972.

Galen, Clemens August von/Löffler, Peter: Akten, Briefe und Predigten. 1933–1946, Mainz 1988.

Gehrmann, Sebastian: Paten mit braunen Flecken, in Frankfurter Rundschau (2.2.2009), URL: http://www.fr.de/wissen/paten-mit-braunen-flecken-100-schulen-mit-nazi-namen-a-1131698.

Gemser, Geralf: Unser Namensgeber. Widerstand, Verfolgung und Konformität 1933–1945 im Spiegelbild heutiger Schulnamen, München 2009.

Genschorek, Wolfgang: Ferdinand Sauerbruch. E. Leben für d. Chirurgie, Leipzig 1978.

Goudsmit, Hein: Mein Tausendjähriges Reich, o. O. 1999.

Hammerstein, Notker: Die Deutsche Forschungsgemeinschaft in der Weimarer Republik und im Dritten Reich. Wissenschaftspolitik in Republik und Diktatur 1920–1945, München 1999.

Hassell, Ulrich von/Hiller von Gaertringen, Friedrich (Hrsg.): Die Hassell-Tagebücher 1938–1944. Aufzeichnungen vom andern Deutschland, Berlin 1988.

Heiden, Konrad: Ein Mann gegen Europa, Zürich 1937

Iwamoto, Mitsuo Martin: Debatte über NS-Vergangenheit, in Der Tagesspiegel (10.7.2018), URL: https://m.tagesspiegel.de/wissen/debatte-ueber-ns-vergangenheit-strassen-an-der-charite- umbenannt/22786592.html.

Jaeckel, Gerhard/Grau, Günter: Die Charité. Die Geschichte eines Weltzentrums der Medizin von 1710 bis zur Gegenwart, Berlin 2018.

Klee, Ernst: Das Personenlexikon zum Dritten Reich. Wer war was vor und nach 1945?, Augsburg 2005.

Kolbe, Fritz: Kolbe Memoiren. Privatarchiv Sohn Kolbes.

Kudlien, Fridlof/Andree, Christian: Sauerbruch und der Nationalsozialismus, in: Medizinhist. Journal 1980, 201–221.

Leistner, Yrsa von: Ich erlebte Ferdinand Sauerbruch, in: Der Tagesspiegel 153-1954, Serie zwischen 13.12.1953 bis 8.1.1954.

Nissen, Rudolf: Helle Blätter, dunkle Blätter. Erinnerungen eines Chirurgen, Stuttgart (1969).

Oels, David: Schicksal, Schuld und Gräueltaten. Populäre Geschichtsschreibung aus dem Geiste der Kriegspropaganda: Jürgen Thorwalds ewiger Bestseller »Die große Flucht«, in: Die Zeit 2010, 22.7.2010, 16.

Podszus, Werner: Grosse Charité-Ärzte in Krieg und Frieden hautnah erlebt, Fuldatal, Norderstedt 2000.

Pross, Christian (Hrsg.): Der Wert des Menschen. Medizin in Deutschland 1918–1945 ; [Begleitbuch zur Ausstellung …, anläßlich des 92. Deutschen Ärztetages in Berlin, 1989], Berlin 1989.

Reuth, Ralf Georg (Hrsg.): Joseph Goebbels. Die Tagebücher 1924–1945. 5 Bde., München – Zürich 1992.

Rosenstein, Paul: Narben bleiben zurück. Die Lebenserinnerungen d. grossen jüdischen Chirurgen, Bad Wörishofen 1954.

Sauerbruch, E. F. Rundfunkansprache zur Volksabstimmung am 12. November 1933 (Rundfunksendung, Ffm 2590251, 28. Oktober 1933). Frankfurt am Main: Deutsches Rundfunkarchiv, 1933.

Sauerbruch, Ferdinand: Das war mein Leben, Bad Wörishofen 1951.

Sauerbruch, Margot, Interview (Quick 1961), Archiv des Instituts für Geschichte der Medizin und Ethik an der Charité in Berlin, Dok.-Nr. 210.

Schimert, Gustav, Interview (Quick 1961), 2 Teile, Archiv des Instituts für Geschichte der Medizin und Ethik an der Charité in Berlin, Dok.-Nr. 218.

Schleiermacher, Sabine/Schagen, Udo (Hrsg.): Die Charité im Dritten Reich. Zur Dienstbarkeit medizinischer Wissenschaft im Nationalsozialismus, Paderborn 2008.

Schmidt, Josef: Der Chef: Drei Jahrzehnte mit Professor Sauerbruch, Interview (Quick 1961), Archiv des Instituts für Geschichte der Medizin und Ethik an der Charité in Berlin, Dok.-Nr. 209.

Schwerdtfeger, Albert, Interview (Quick 1961), Archiv des Instituts für Geschichte der Medizin und Ethik an der Charité in Berlin, Dok.-Nr. 212.

Stoeckel, Walter: Erinnerungen eines Frauenarztes, Leipzig 1979.

Stompfe, Karl, Interview (Quick 1961), Archiv des Instituts für Geschichte der Medizin und Ethik an der Charité in Berlin, Dok.-Nr. 210.

Thorwald, Jürgen: Die Entlassung. Das Ende d. Chirurgen Ferdinand Sauerbruch, München 1983.

Tüngel, Richard/Berndorff, Hans Rudolf/Földényi, F. László: Stunde Null. Deutschland unter den Besatzungsmächten, Berlin 2004.

Völkischer Beobachter. Kampfblatt der nationalsozialistischen Bewegung Großdeutschlands, hrsg. v. Sebottendorf, Rudolf von/ Hitler, Adolf, Donnerstag 23. März 1933.

Vogel, Thomas (Hrsg.): Aufstand des Gewissens. Militärischer Widerstand gegen Hitler und das NS-Regime 1933-1945.

Wachsmuth, Werner: Ein Leben mit dem Jahrhundert, Berlin – Heidelberg 1985.

Weiss, Christian: Nazi-Schulnamen. Braune Flecken an allen Straßenecken, in Die Zeit (13.2.2009), URL: https://www.zeit.de/online/2009/07/schulnamen-mit-vergangenheit.

Wohlgemuth, Wolfgang, Interview (Quick 1961), 3 Teile, Archiv des Instituts für Geschichte der Medizin und Ethik an der Charité in Berlin, Dok.-Nr. 220.

Zgoll, Michael: Bezirksrat: Hindenburgstraße soll Namen verlieren, in HAZ 24.08.2018, URL: http://www.haz.de/Hannover/Aus-der-Stadt/Bezirksrat-Mitte-Hindenburgstrasse-in-Hannover-wird-umbenannt.

ANMERKUNGEN

1 Vgl. zu Prolog auch Interview mit Albert Schwerdtfeger im Archiv des Instituts für Geschichte der Medizin und Ethik der Medizin an der Charité in Berlin, gehalten von Zscheile (Zeitschrift Quick) Berlin, 1961

1A Vgl. Sauerbruch, Ferdinand: Das war mein Leben, Bad Wörishofen 1951.

2 Vgl. Gehrmann, Sebastian: Paten mit braunen Flecken, in: Frankfurter Rundschau, URL: (2.2.2009) http://www.fr.de/wissen/paten-mit-braunen-flecken-100-schulen-mit-nazi-namen-a-1131698.

3 Vgl. Gemser, Geralf: »Unsere Namensgeber«. Widerstand, Verfolgung und Konformität 1933–1945 im Spiegelbild heutiger Schulnamen, München 2009.

4 Ebd., S. 54.

5 Ebd.

6 Vgl. Kudlien, Fridolf/Andree, Christian: Sauerbruch und der Nationalsozialismus, in: Medizinhistorisches Journal 1980, 201–221. Vgl. Klee, Ernst: Das Personenlexikon zum Dritten Reich. Wer war was vor und nach 1945?, Augsburg 2005. Vgl. Dewey, Marc u.a.: Ernst Ferdinand Sauerbruch und seine ambivalente Rolle während der Zeit des Nationalsozialismus, in: Deutsche Gesellschaft für Chirurgie – Mitteilungen 2006, 325–333. Vgl. Eckart, Wolfgang U.: »Der Welt zeigen, daß Deutschland erwacht ist…«. Ferdinand Sauerbruch und die Charité-Chirurgie 1933–1945, in: Die Charité im Dritten Reich. Zur Dienstbarkeit medizinischer Wissenschaft im Nationalsozialismus, hrsg. von Schleiermacher, Sabine/Schagen, Udo, Paderborn 2008, 189–206.

7 Vgl. Eckart, Wolfgang U.: Ferdinand Sauerbruch – Meisterchirurg im politischen Sturm. Eine kompakte Biographie für Ärzte und Patienten, Wiesbaden 2016.

8 Vgl. Zgoll, Michael: Bezirksrat: Hindenburgstraße soll Namen verlieren, in HAZ (24.8.2018), URL: http://www.haz.de/Hannover/Aus-der-Stadt/Bezirksrat-Mitte-Hindenburgstrasse-in-Hannover-wird-umbenannt.

9   Vgl. Iwamoto, Mitsuo Martin: Debatte über NS-Vergangenheit, in: Der Tagesspiegel (10.7.2018), URL: https://m.tagesspiegel.de/wissen/debatte-ueber-ns-vergangenheit-strassen-an-der-charite-umbenannt/22786592.html.

9A   Vgl. Fislage, Marinus: Falsche Vorbilder: Mediziner*innen räumen mit Gedenkkultur auf, in: *UnAufgefordert* (7.12.2019), URL.: http://www.unauf.de/2018/falsche-vorbilder-medizinerinnen-raeumen-mit-gedenkkultur-auf/. Humboldt-Universität zu Berlin

10   Vgl. Nissen, Rudolf: Helle Blätter, dunkle Blätter. Erinnerungen eines Chirurgen, München 1969.

11   Delattre, Lucas: Fritz Kolbe. Der wichtigste Spion des Zweiten Weltkriegs, München, Zürich 2004.

12   Vgl. Interviews im Archiv des Instituts für Geschichte der Medizin und Ethik der Medizin an der Charité in Berlin, gehalten von Zscheile und Hartmann (Zeitschrift Quick) Berlin, 1961: Wolfgang Wohlgemuth (Dok.-Nr. 220), Dr. Beckmann (Dok.-Nr. 216), Gustav Schimert (Dok.-Nr. 218), Karl Stompfe (Dok.-Nr. 210) Margot Sauerbruch (Dok.-Nr. 210), Albert Schwertfeger (Dok.-Nr. 212) Josef Schmidt (Dok.-Nr. 209: Der Chef: Drei Jahrzehnte mit Professor Sauerbruch).

13   Vgl. Leistner, Yrsa von: Ich erlebte Ferdinand Sauerbruch, in: Der Tagesspiegel 1953–1954, Serie zwischen 13.12.1953 und 8.1.1954.

14   Vgl. Wachsmuth, Werner: Ein Leben mit dem Jahrhundert, Berlin, Heidelberg 1985.

15   Vgl. Stoeckel, Walter: Erinnerungen eines Frauenarztes, Leipzig 1979.

16   Vgl. Forßmann, Werner: Selbstversuch. Erinnerungen eines Chirurgen, Düsseldorf 1972.

17   Vgl. Rosenstein, Paul: Narben bleiben zurück. Die Lebenserinnerungen d. grossen jüdischen Chirurgen, Bad Wörishofen 1954.

18   Vgl. Podszus, Werner: Grosse Charité-Ärzte in Krieg und Frieden hautnah erlebt, o. O. 2000.

19   Vgl. Hassell, Ulrich von/Hiller von Gaertringen, Friedrich (Hrsg.): Die Hassell-Tagebücher 1938–1944. Aufzeichnungen vom Andern Deutschland, Berlin 1988.

20   Vgl. Fechter, Paul: An der Wende der Zeit. Menschen und Begegnungen, Berlin, Hamburg 1950.

21   Von Kolbe verfasste Erinnerungen vom 15.5.1945. Aus Sammlung Peter Kolbe, Sydney.

22   Vgl. Genschorek, Wolfgang: Ferdinand Sauerbruch. Ein Leben für die Chirurgie, Leipzig 1978.

23   Vgl. Sauerbruch, Peter: Bericht eines ehemaligen Generalstabsoffiziers über seine Motive zur Beteiligung am militärischen Widerstand, in: Vogel, Thomas (Hrsg.): Aufstand des Gewissens. Militärischer Widerstand gegen Hitler und das NS-Regime 1933–1945, Berlin 2001, S. 263–278.

24 Vgl. Thorwald, Jürgen: Die Entlassung. Das Ende des Chirurgen Ferdinand Sauerbruch, München 1983.
25 Vgl. Tüngel, Richard/Berndorff, Hans Rudolf/Földényi, F. László: Stunde Null. Deutschland unter den Besatzungsmächten, Berlin 2004. Im Original: Auf dem Bauche sollst Du kriechen. Deutschland unter den Besatzungsmächten, Hamburg 1958.
26 Vgl. Jaeckel, Gerhard/Grau, Günter: Die Charité. Die Geschichte eines Weltzentrums der Medizin von 1710 bis zur Gegenwart, Berlin 2018.
27 Stompfe, S. 9.
28 Wohlgemuth, Teil 1, S. 30.
29 Ebd., S. 33.
30 Vgl. Forßmann, S. 121.
31 Vgl. ebd., S. 126.
32 Wohlgemuth, Teil 1, S. 37.
33 Vgl. Forßmann, S. 123.
34 Vgl. ebenda, S. 128.
35 Vgl. Wohlgemuth, Teil 1, S. 8ff.
36 Nissen, S. 148.
37 Vgl. Jung, Kapitel: Le personnel medical
38 Vgl. Beckmann, S. 12f.
39 Vgl. Nissen, S. 151
40 Stoeckel, S. 140.
41 Zit. n. Sauerbruch, S. 52.
42 Ebd., S. 55.
43 Ebd., S. 55f.
44 Ebd., S.56.
45 Ebd., S. 72.
46 Ebd., S. 173.
47 Ebd., S. 242.
48 Ebd., S. 243f.
49 Ebd., S. 246.
50 Ebd., S. 247.
51 Ebd., S. 250.
52 Ebd., S. 251
53 Peter Sauerbruch, S. 264.
54 Vgl. Nissen, S. 83.
55 Ebd., S. 84.
56 Ebd.
57 Ebd., S. 92.
58 Vgl. ebd., S. 153.
59 Zit. n. Jaeckel, S. 491.
60 Ebd., S. 479.
61 Ebd.

62 Ebd., S. 484.
63 Völkischer Beobachter. Kampfblatt der nationalsozialistischen Bewegung Großdeutschlands, hrsg. von Sebottendorf, Rudolf von/ Hitler, Adolf, Donnerstag 23. März 1933
64 Vgl. Beckmann, S. 20
65 Ebd., S. 5.
66 Nissen, S. 182.
67 Vgl. ebd., S. 182f.
68 Vgl. ebd., S. 159.
69 Deutsches Rundfunkarchiv Frankfurt/Main: 2632038/2, Sauerbruch, 12.11.2007.
70 Vgl. Nissen, S. 157f.
71 Vgl. ebd., S. 182.
72 Vgl. ebd., S. 71f.
73 Peter Sauerbruch, S. 264.
74 Sauerbruch EF. Rundfunkansprache zur Volksabstimmung am 12. November 1933 (Rundfunksendung, Ffm 2590251, 28. Oktober 1933). Frankfurt am Main: Deutsches Rundfunkarchiv, 1933.
75 Rosenstein, S. 207.
76 Schmidt, Erinnerungen, S. 78.
77 Ebd., S. 92.
78 Sauerbruch, S. 392.
79 Schmidt, Erinnerungen, S. 93.
80 Ebd., S. 95f.
81 Zit. nach Heiden, Konrad: Ein Mann gegen Europa, Zürich 1937, S. 85.
82 Ebd., S. 394f.
83 Vgl. Entnazifizierung Nissen.
84 Vgl. Stompfe, S. 7.
85 Vgl. Wohlgemuth. Teil 3, S. 32ff.
86 Vgl. Beckmann S. 23ff.
87 Zit. n. Nissen, S. 161f.
88 Zit. n. ebd. S. 162.
89 Zit. n. ebd.
90 Nissen, S. 161.
91 Goebbels Tagebucheintrag 18. November 1936. Reuth, Ralf Georg (Hrsg.): *Joseph Goebbels. Die Tagebücher 1924–1945*. 5 Bände, Piper, München – Zürich, Bd. 3, S. 1010.
92 Nissen, S. 242.
93 Ebd., S. 169.
94 Vgl. Nissen Entnazifizierungsakte.
95 Vgl. ABC News (Hrsg.): CIA Opens Nazi Files, Including Hitler's, 27.4.2001.
96 Sauerbruch, S. 397f.
97 Goebbels, Tagebucheintrag 8. September 1937, Bd. 3, S. 1120.

98 Ebd., 3. September, Bd. 3, S. 1117.
99 Schmidt, S. 162f.
100 Wachsmuth, S. 85.
101 Vgl. von Hassel, S. 326.
102 Zit. n. Pross, Christian (Hrsg.): Der Wert des Menschen. Medizin in Deutschland 1918–1945; [Begleitbuch zur Ausstellung ..., anläßlich des 92. Deutschen Ärztetages in Berlin, 1989], Berlin 1989, S. 301.
103 Hammerstein, Notker: Die Deutsche Forschungsgemeinschaft in der Weimarer Republik und im Dritten Reich. Wissenschaftspolitik in Republik und Diktatur 1920–1945, München 1999, S. 431.
104 Zit. n. Nissen, S. 164f.
105 Heute ist umstritten, ob Heydrich tatsächlich an Gasbrand starb. Die Todesursache ist nicht abschließend geklärt.
106 Vgl. Einladung Sauerbruch Fachtagung Ost.
107 Wortmeldung Sauerbruch auf Fachtagung Ost.
108 Nissen, S.164.
109 (Erklärung Sauerbruchs an den Verlag Lambert Schneider, aus der Manuskriptabteilung des Deutschen Literaturarchivs Nr. 2000.7).
110 Vermutlich ein Agent des NKWD.
111 Wohlgemuth, Teil 1, S. 4.
112 Ebd., S. 8.
113 Ebd., S. 12.
114 Schmidt, S. 165f.
115 Wer ist Wolfgang Wohlgemuth?, in: Die Zeit 1954, 5.8.1954.
116 Vgl. Beckmann, S. 49ff.
117 Wohlgemuth, Teil 3, S. 63.
118 Jung, Kapitel: le clinique de Sauerbruch.
119 Ebd.
120 Ebd., Kapitel: Premières connaissances.
121 Ebd., Kapitel: Margot Sauerbruch.
122 Von Leistner, 16.12. 1953.
123 Jung, Kapitel: Noël ou la fête de l'Esperance.
124 Ebd.
125 Ebd., Kapitel: Margot Sauerbruch.
126 Englisch, Französisch, Spanisch.
127 The Background of the George Story, zit. n. Delattre S. 86.
128 Kolbe, S. 7.
129 Ebd., S. 6.
130 Zit. n. Delattre S. 95.
131 Zit. n. ebd.
132 Jung, Kapitel: Entre deux fronts.
133 Ebd.
134 Vgl. ebd.

135 Auch Kocherthaler war ein Verbindungsmann. Was Kolbe Sauerbruch über ihn erzählte, ist nicht überliefert.
136 Brief Kolbes an Allen Dulles vom 19. Mai 1945, Privatarchiv Fritz Kolbes, Sammlung.
137 Delattre, S. 203.
138 Jung, Kapitel: Pentecôte 1944: on fröle la catastrophe
139 Vgl. dazu ebd.

140 Ebd.: Kapitel: 3 juillet 1944: Anniversaire de Sauerbruch et liberation d'un ami.
141 Sauerbruch, S. 416.
142 Ebd.
143 Ebd.
144 Peter Sauerbruch, S. 274.
145 Dieser Satz beruht auf Ohrenzeugenberichten. Stauffenberg war Anhänger des Dichters Stefan George, aus dem ein Kreis hervorging, dem er sich zugehörig fühlte. Andere Ohrenzeugen behaupten, Stauffenberg habe: »Es lebe das heilige Deutschland« gerufen.
146 Schmidt, S. 178.
147 Von Leistner, 29.12. 1953.
148 Ebd.
149 Von Leistner, 24.12.1953.
150 Ebd.
151 Sauerbruch S. 419.
152 Ebd.
153 Ebd., S. 420.
154 Zit. n. Delattre, S. 229.
155 Vgl. Kapitel 5.5
156 Jung, Kapitel: 20 juillet 1944: Attentat contre Hitler.
157 Peter Sauerbruch, S. 277.
158 Schmidt, S. 179.
159 Vgl. Nissen, S. 170.
160 Von Hassel, S. 167.
161 Vgl. ebd., S. 363.
162 Von Leistner, 16.12.1953
163 Galen, Clemens August von/ Löffler, Peter: Akten, Briefe und Predigten. 1933–1946, Mainz 1988.
164 Vgl. Dewey, S. 327.
165 Vgl. Goudsmit, Hein: Mein Tausendjähriges Reich, o. O. 1999, S. 186.
166 Vgl. den Fall Hans-Wolfgang Simon, Jäckel, S. 539ff.
167 Vgl. Jung, Kapitel: Le personnel medical.
167A Vgl. dazu auch Jaeckel, Kap. 30 Aktion »Gnadentod«, S. 539–568.
168 Jung, Kapitel: Noël ou la fête de l'Esperance.

169 Vgl. ebd. Kapitel: 2 fevrier 1945: Avance des Russes sur l'Oder.
170 Hilde, S. 85f.
171 Von Hassel, S. 435.
172 Vgl. Nissen, S. 168.
173 Vgl. Nissen, S. 170.
174 Podszus, S. 63.
175 Jung, Kapitel: Entre deux frontes.
176 Zit. n. Margot Sauerbruch, S. 1f.
177 Vgl. Nissen, S. 171.
178 Sauerbruch, S. 428.
179 Margot Sauerbruch, S. 24.
180 Ebd.
181 Stompfe, S. 24.
182 Margot Sauerbruch, S. 36.
183 Vgl. Schimert, Teil 1, S. 28.
184 Margot Sauerbruch, S. 24.
185 Vgl. Jung, Kapitel: 6 mai 1945: l'affaire de la petite Loewen
186 Podszus, S. 60.
187 Margot Sauerbruch, S. 47.
188 Zit. n. Margot Sauerbruch, S. 6.
189 Podzsus, S. 65.
190 Zit. n. Genschorek, S. 200.
191 Zit. n. Thorwald, S. 65.
192 Das ist der Hitler gewesen. Lassen wir das, in: Der Spiegel 1949, 30.4.1949, 24.
193 Vgl. Nissen, S. 168 und 170.
194 Nissen, S. 170.
195 Zit. n. Thorwald, S. 66f.
196 Zit. n. ebd., S. S. 68.
197 Knake, privat.
198 Fechter, S. 469.
199 Vgl. Nissen, S. 171f.
200 Nissen, S. 173.
201 Zit. nach Genschorek, S. 210.
202 Tüngel/Berndorff, S. 378.
203 Oels, David: Schicksal, Schuld und Gräueltaten. Populäre Geschichts-
    schreibung aus dem Geiste der Kriegspropaganda: Jürgen Thorwalds ewiger
    Bestseller »Die große Flucht«, in: Die Zeit 2010, 22.7.2010, S. 16.
204 Nissen, S. 176.
205 Ebenda, S. 176f.
206 Peter Sauerbruch, S. 278.

REGISTER

LESEPROBE AUS

Christian Hardinghaus

DIE SPIONIN DER CHARITÉ

Roman

Prolog

Lily ringt nach Luft, ihr Puls hämmert gegen ihre Schläfen. Sie rennt so schnell wie nie zuvor in ihrem Leben. Das Gesicht verschmiert von Schweiß und Tränen, hastet sie durch den zerbombten, dunklen Tiergarten. Nur der helle Schein des Mondes weist ihr den Weg zwischen den Bombenkratern und umgestürzten Bäumen hindurch. Obwohl Lily längst am Ende ihrer Kräfte ist, hört ihr Kopf nicht auf zu rattern. Sie will nicht glauben, dass Fritz hier nie wieder entlanglaufen wird. Nicht einmal den Mond wird er je wiedersehen. Und sie ist schuld daran, sie hat ihren Freund angeworben für den Widerstand. Den Widerstand, den Graf von Stauffenberg heute Mittag verpatzt hat. Warum hat er nicht auf Professor Sauerbruch gehört? Der hatte ihm doch klar genug gesagt, dass man Hitler nicht töten kann, wenn man dafür nur ein Auge und einen Arm zur Verfügung hat. Jetzt würde nicht der Führer sterben, sondern all diejenigen, die ihn hatten umbringen wollen. Fritz, ich komme! Bestimmt ist Stauffenberg die Aktentasche, in der sich die Bombe befand, einfach runtergefallen. Wie sollte er die auch festhalten, mit nur drei gesunden Fingern? Wie hatten sie alle so blöd sein können?

Lily erkennt das Licht der Straßenlaternen nur verschwommen. Sie rennt durch den Parkausgang auf die Friedrich-Wilhelm-Straße. An der nächsten Ecke steht das Krad, genau wie angekündigt. Der Motor läuft, die Scheinwerfer sind eingeschaltet.

»Sie sind Fräulein Hartmann?«, fragt der Fahrer, als Lily in den Beiwagen steigt.

»Ja«, keucht Lily, die kaum noch Luft zum Sprechen hat. »Fahren Sie los!«

Der Soldat in grünem Gummimantel, mit Stahlhelm auf dem Kopf und Schutzbrille vor den Augen tritt zweimal ruckartig das Pedal und dreht am Gashebel. Aus dem Auspuff knallt es, der Motor heult auf. Beim scharfen Anfahren wird Lily mit voller Wucht in den Korbsitz gepresst. Sie muss sich mit beiden Händen an den Metallgriffen festklammern, um nicht hinausgeschleudert zu werden. Das Krad rast die Admiral-von-Schröder-Straße entlang. Zu beiden Seiten der Straße stehen kerzengerade Soldaten mit geschulterten Gewehren. Das sind Hunderte, Tausende, denkt Lily, als sie an der Graf-Spee-Brücke vorbeifahren.

Vor dem Haupttor des Reichskriegsministeriums halten zwei Panzer mit laufenden Motoren. Das Motorrad biegt dahinter ab, ein Soldat mit Schirmmütze und umgehängter Maschinenpistole winkt den Fahrer mit einer Kelle heran. Als sich das Tor öffnet, rollen sie in den Innenhof. Sie sind im Bendlerblock.

»Aussteigen!«, befiehlt der düstere Chauffeur. Lily hat gerade das zweite Bein aus dem Beiwagen gehievt, da rast das Krad schon wieder los.

Was jetzt? Es ist stockfinster, Lily kann nichts erkennen.

»Hallo?«, fragt sie laut und streckt die Arme nach vorne, in der Hoffnung, etwas ertasten zu können.

»Lily! Lily!« Es ist Fritz, der sie ruft.

Wie aus dem Nichts springen Scheinwerfer an und erleuchten den Hof. Das grelle Licht blendet so stark, dass Lily für einen Moment die Augen schließen muss. Als sie sie vorsichtig wieder öffnet, bemerkt sie etwa zwanzig Meter von sich entfernt ihren Freund. Er steht in seinem dunkelblauen Kreidestreifen-Anzug auf einem aufgeschütteten Sandhaufen.

»Fritz!« Lily will loslaufen, doch in dem Moment packt sie jemand von hinten am Arm.

»Wir gehen zusammen«, sagt der Mann, den sie vorher gar nicht bemerkt hatte. Sie hat nur Augen für Fritz.

»Lily, es tut mir so leid«, ruft er zu ihr herüber.

»Alles ist gut.« Lily streckt den freien Arm nach vorne. »Halt durch, ich bin ja da.«

»Immer mit der Ruhe«, brummt der Mann hinter ihr. Lily dreht sich um und starrt auf ein Ritterkreuz am Kragen der Uniform. Als sie den Blick hebt, erkennt sie Generaloberst Friedrich Fromm. »Sie haben zwei Minuten, um Ihrem Freund den letzten Wunsch zu erfüllen«, sagt der Befehlshaber des Ersatzheeres. »Kolbe ist der Vorletzte. Ich will diese Verräter hier nicht mehr auf dem Hof sehen.«

Was hat denn Fromm, denkt Lily verwundert. Soweit sie weiß, ist er doch einer von ihnen: ein Verschwörer! Da ist etwas völlig aus dem Ruder gelaufen, offenbar hat der Generaloberst die Seiten gewechselt.

»General Ludwig Beck, einer der Anführer der feigen Bande, sitzt oben und versucht seit einer halben Stunde, sich zu erschießen, *sein* letzter Wunsch«, sagt Fromm mit einem angewiderten Ausdruck im Gesicht. »Aber er schafft es nicht, hat sich die Schädeldecke weggeknallt, lebt immer noch und kriegt die Waffe nicht mehr hoch.« Fromm zuckt mit den Schultern. »Kolbes Wunsch ist hoffentlich sinniger.«

Der General zieht Lily zu dem Sandhügel, auf dem vier uniformierte Leichen mit verdrehten Armen und Beinen liegen. Der Sand ist mit Blutspritzern gesprenkelt. Fritz lächelt.

»Gehen Sie zu ihm und hören Sie sich an, was er zu beichten hat. Dann sagen Sie, was Sie zu sagen haben, und dann war's das.« Fromm löst seinen Griff, und Lily steigt auf den Hügel. Etwas oberhalb von ihr steht Fritz mit ausgebreiteten Armen, er blutet aus der Nase. Lilys Herz ist so voller Sehnsucht und

Schmerz, dass sie nicht auf ihre Schritte achtet. Als sie auf etwas Weiches tritt, verliert sie fast das Gleichgewicht. Sie schaut nach unten und erkennt Stauffenbergs schwarze Augenklappe.

»Nicht hinsehen, Lily«, sagt Fritz. »Komm zu mir!«

Lily fällt ihrem Freund in die Arme, umklammert ihn, will ihn nie wieder loslassen. Er schluchzt laut auf. Nur einmal. Sie hat ihn nie weinen gesehen, und auch jetzt weint ihr tapferer Fritz nicht.

»Es war richtig, was wir getan haben, hörst du?«, sagt er und streichelt ihr übers Haar.

»Ich weiß, Fritz«, antwortet Lily. Sie kann die Tränen einfach nicht unterdrücken. »Was ist denn nur passiert?«

»Das wirst du erfahren«, erklärt Fritz ruhig. »Es ist schiefgegangen, was nur schiefgehen konnte.« Er küsst Lily auf den Mund und schaut ihr dann tief in die Augen. »Es war egoistisch von mir, dich als meinen letzten Wunsch herbringen zu lassen.«

»Oh nein, Fritz«, flüstert Lily. »Nein, war es nicht. Ich bin dir sehr dankbar dafür.«

»Das ist gut, meine kleine Spionin«, antwortet er leise. »Ich wollte dir das hier erst geben, wenn Hitler tot ist. Es sollte meine erste Tat in unserem neuen geheimen Deutschland werden. Bitte nimm es aus meiner Jackentasche. Unauffällig.« Er schiebt Lilys Hand nach unten, und sie greift in die Tasche. Sie nimmt den losen Ring in die Hand, schließt sie darüber zur Faust.

»Du musst jetzt sterben, nicht wahr?«

»Ja, das muss ich.«

»Runterkommen, es ist genug!«, brüllt Fromm.

»Geh jetzt, Lily«, sagt Fritz. »Alles wird gut. Ich liebe dich, und wir sehen uns auf der anderen Seite wieder.«

»Ich liebe dich auch.« Lily antwortet mit flacher Stimme. Sie hat das Gefühl, dass die Stiche, die sie in ihrem Herz spürt, ihren

Brustkorb zerreißen. Sie will noch etwas sagen, aber ihr Hals ist wie zugeschnürt. Sie küsst ihren Freund ein letztes Mal, lässt ihn los und dreht sich um. Die schwerste Entscheidung ihres Lebens. Sie macht einen Schritt, dann zuckt sie zusammen. Mit den Schüssen hat sie nicht gerechnet. Fritz stößt einen Schrei aus. Hinter Fromm erkennt Lily sechs Soldaten, drei stehen, die anderen drei knien vor ihnen. Sie laden ihre Gewehre nach und geben eine weitere Salve ab. Sie hört die Kugeln zischen.

»Nein!« Sie dreht sich um. Fritz ist auf die Knie gesunken, hält sich die Brust. Dann lächelt er sie kurz an und fällt vornüber. Lily schlägt die Hände vor die Augen.

»Frau Hartmann!«, ertönt Fromms Stimme in einem fürchterlich aggressiven Ton. »Frau Hartmann!«

Dieser miese Kerl, denkt Lily. »Ich komme ja schon! Kann ich nicht mal eine Minute trauern?« Als sie die Hände von den Augen nimmt, erschrickt sie abermals. Die Soldaten zielen auf *sie*.

»Dazu werden Sie jetzt eine Ewigkeit Zeit haben, aber nicht mehr in dieser Welt«, höhnt Fromm. »Sie glauben doch nicht, dass wir eine Verräterin wie Sie verschonen?«

»Was?« Instinktiv hebt Lily die Hände über den Kopf.

»Ich weiß, dass Sie wissen, was Kolbe wusste«, ruft der Generaloberst.

»Was soll das heißen?« Lily ist außer sich. »Ich weiß gar nichts!«

Fromm hebt die rechte Hand. »Feuer!«

Die Schüsse treffen Lily direkt ins Herz. »Neiiiiin!«

Lily prustet und schluckt. Nicht schon wieder dieser Albtraum, ich halte das nicht mehr aus!

Sie liegt am Boden und versucht, den nach Wodka stinkenden Russen, der auf ihr liegt, wegzudrücken.

Schon wieder eingeschlafen. Warum wacht sie nicht auf?

Der Soldat fasst ihr fest in den Schritt. Sie ekelt sich wie damals.

Wo bleibt denn der Schuss? Es dauert jedes Mal länger!

Dann hört sie endlich den Knall und spürt das warme Blut des sowjetischen Soldaten auf ihr Gesicht tropfen. Sie stößt ihn von sich herunter, dreht den Kopf in die Richtung, aus der der Schuss gekommen ist, und sieht den vertrauten weißen Kittel. Aber wer ist dieser Mann? Was will er von ihr?

»Am Tag, als Conny Kramer starb ...«

1. Ein trauriges Jubiläum

Bern, 20. Juli 1974

»Mir bleiben nur noch die Blumen auf seinem Grab ... Am Tag, als Conny Kramer starb ...«

Die Diamantnadel des Tonabnehmers hatte die letzte Rille der Schallplatte abgetastet, stockte und zog dann quer über das Vinyl zum silbernen Metalldorn in der Mitte des Plattentellers. Das Quietschen, das sie dabei verursachte, ließ Lily Kolbe von ihrer Couch hochschrecken. Ihr Herz raste. Mehrmals atmete sie tief ein und aus, bevor sie nach dem Martiniglas griff, das auf dem Couchtisch stand.

Sie trank das Zeug in einem Zug aus und verzog dann das Gesicht. Anschließend stellte sie das Glas zurück, schob sich mit beiden Händen die braunen Haarsträhnen hinter die Ohren und wischte sich die Tränen aus den Augenwinkeln. Vor ihr lag der Anlass für die zwei Gläser, die sie wieder einmal zu viel getrunken hatte. Fett und in Großbuchstaben stand es quer über einer Doppelseite der ausgebreiteten Zeitung: 20. Juli 1944.

Heute. Vor dreißig Jahren.

Die Zigarettenasche, die der surrende Tischventilator aufgewirbelt hatte, wischte sie mit dem Handrücken von dem bedruckten Papier.

»Conny Kramer ist doch ein Scheiß dagegen«, schimpfte sie vor sich hin, obwohl sie wusste, dass Juliane Werding ihren Hit für einen Freund geschrieben hatte, der seiner Drogensucht zum Opfer gefallen war.

Lily überflog den Artikel in den *Basler Nachrichten*, den sie, bevor sie eingeschlafen war, bereits zweimal gelesen hatte. Die Redaktion hatte hier neben den vielen, von prominenten Personen ausgesprochenen Ehrungen auch eine Rede des Regierenden Bürgermeisters von Berlin, Klaus Schütz, im Wortlaut abgedruckt. Tags zuvor hatte er sie im Plenarsaal des Reichstagsgebäudes der ehemaligen deutschen Hauptstadt gehalten:

Verehrte Anwesende,
wir sind hier in Berlin zusammengekommen, um an die
Frauen und Männer des 20. Juli 1944 zu erinnern ...
Unter uns sind Beteiligte von damals, die Zeugen also des
Attentats auf Hitler und damit dieses Versuchs, die Terror-
herrschaft des Nationalsozialismus zu beenden ... Wir ehren
die Männer, die damals versuchten, den letzten Rest eines
Ansehens für unser Land zu retten und einen Neubeginn zu
ermöglichen. Wir denken an ihre Frauen und ihre Kinder ...,
die verfolgt und verfemt wurden.

»Von wegen, nur Männer haben versucht, Deutschland zu retten. Auch Frauen waren im Widerstand! Und warum dreht sich eigentlich immer alles um den zwanzigsten Juli? Selbst in meinem

Albtraum vermischt sich das, dabei hatten wir mit dem Attentat auf Hitler gar nichts zu tun. Da war doch so viel mehr! Da waren wir!« Lily blaffte die Zeitung an, als erwartete sie, dass ihr der Berliner Bürgermeister direkt daraus antwortete. Als er stumm blieb, riss sie die Doppelseite heraus, zerknüllte sie und warf den Ball auf den Plattenspieler, der sich immer noch drehte.

»Denkt auch mal einer an uns? Weiß irgendjemand, was ich im Krieg riskiert habe?« Sie nahm die Martiniflasche und schüttete das Cocktailglas erneut bis zum Rand voll. »Nein, wie auch?«, sagte sie resigniert. »Wenn die Welt noch nicht mal über die geheime Mission meines Mannes Bescheid weiß.«

Lily bemerkte das vertraute Stechen in ihrem Brustkorb, das sie Ungerechtigkeitsschmerz nannte. Sie wusste, kein Arzt könnte es je kurieren. Ihr geliebter Mann hatte sich, wie sie alle, an den Schwur der mutigen Männer und Frauen ihrer Widerstandsgruppe an der Charité gehalten, niemals über das zu reden, was sie getan hatten. Sie hatten Nazis bespitzelt und massiv unter Druck gesetzt, Fritz hatte für die Amerikaner spioniert. Sauerbruch war am Ende des Krieges schlau genug gewesen, ihnen zu raten, diese Dinge für sich zu behalten. Sonst wäre es ihnen wohl allen wie Fritz gegangen, man hätte sie als Verräter beschimpft oder verjagt. Lily dachte an die anderen Mitglieder der Gruppe. Die acht stillen Helden der Charité, zu denen sie sich auch zählte. Und das war die Krux, denn sie hatte ebenso geschworen, die Existenz der Gruppe auf ewig geheim zu halten.

Lily war überzeugt davon, dass Fritz vor drei Jahren nicht an Gallenkrebs gestorben war, sondern an einem gebrochenen Herzen. Das Schweigen über die Gründe fiel ihr immer schwerer. Wie oft hatte sie seit seinem Tod darüber nachgedacht, alles aufzuschreiben. Ihre Erinnerungen. Zunächst nur für sich selbst. *Das stille Heldentum,* so hätte sie diese Aufzeichnungen nennen können. Hätte sie nach Fritz' Tod nicht sofort seine Schreibmaschine auf dem Sperrmüll entsorgt, vielleicht hätte sie sich irgendwann getraut. Nachdem sie sich Mut angetrunken hatte. Je schwerer ihr das Schweigen fiel, desto mehr trank sie auch.

Lily hatte von 1940 an fünf Jahre als Privatsekretärin von Professor Sauerbruch in der Charité gearbeitet, bis zum bitteren Ende. Danach hatte sie nicht mehr tippen wollen. Die Sekretärin für jemand anderes als für Sauerbruch zu sein, hatte sie sich nie vorstellen können. Das Kapitel war nach 1945 abgeschlossen. Vielleicht war das ihre Art der Vergangenheitsbewältigung, des Vergessens. Doch auch wenn sie nie mehr eine Schreibmaschine bedient hatte – wann immer sie die Erinnerung an den schrecklichen Krieg einholte, sah sie die Tastatur vor ihrem inneren Auge deutlich aufblitzen und formulierte dann ihre Gedanken in getippten Buchstaben. In ihrem Kopf konnte sie fast so schnell tippen wie denken. Das war schon irre. Sie verfasste ganze Geschichten aus der Sicht einzelner Personen ihrer Verschwörergruppe. Wie bei einem Diktat. Schreibdenken nannte sie das. Vielleicht war es aber eher ein Trauma, denn auch über sich selbst dachte sie dann häufig in der dritten Person nach. Insofern wäre es möglicherweise einfacher, ein Buch zu schreiben als jemandem von ihrer Vergangenheit zu erzählen.

Lily trank einen Schluck Martini, drehte den Kopf nach links und schaute auf die mintgrüne Uhr, die in der Mitte ihrer mit orangefarbenen Punkten verzierten Wand hing. Die silbernen Zeiger zeigten zehn Minuten vor Mitternacht an. Zu spät, um Eddie Bauer anzurufen. Der Journalist der *New York Times* hatte sich in den vergangenen Wochen zweimal telefonisch bei ihr gemeldet und ihr danach einen langen Brief geschrieben. Über irgendeine Recherche war er auf den Namen Kolbe gestoßen und hatte Fragen, viele Fragen. Er hatte herausgefunden, dass Fritz während des Krieges mit dem amerikanischen Geheimdienst zusammenge-arbeitet hatte. Was und wie viel er wusste, hatte Lily nicht erfragt, denn sie hatte beschlossen, sich ahnungslos zu stellen, und dem Reporter erklärt, sie wisse nichts von Spionage, besitze keine Ak-ten über ihren Mann, und all das wäre sowieso nicht in seinem Sinne. Immerhin schien Bauer aber so viel zu wissen, dass er ihr nicht glaubte und nicht locker gelassen hatte.

Sollte sie jetzt sprechen? Sich alles von der Seele reden? Hat-ten die anderen es nicht genauso verdient wie sie selbst und Fritz, ob sie wollten oder nicht? Lily trank den letzten Schluck aus ihrem Glas und schraubte dann die Flasche zu. Genug für heute!

Einen Augenblick verharrte sie, hatte den Gedanken verloren. Ach ja, New York: die Zeitverschiebung! Sie könnte Bauer doch noch anrufen. Bei ihm war es ja erst achtzehn Uhr. Termine und Uhrzeiten brachte sie sonst nie durcheinander. Warnend sprach sie in ihren Schreibgedanken zu sich selbst: »Wenn Lily sich ent-schließen sollte, zu reden, dann wird sie alles auf den Tisch legen. Das sollte ihr klar sein. Will sie das?«

Sie wägte ab. Fritz und Sauerbruch hatten immer davor ge-warnt, dass die Offenbarung ihrer Widerstandsaktivitäten vielen Menschen nicht schmecken würde. Vor allem denen nicht, die während der NS-Zeit zu den Tätern gehört hatten und danach trotzdem unbehelligt weiterleben und auf ihren Posten bleiben konnten. Für sie waren alle, die gegen das Naziregime gearbeitet hatten, Verräter. Auch die Amerikaner hätten keinerlei Interesse daran, dass jemand an der offiziellen Geschichtsschreibung über ihre Kriegsführung rüttelte. Was Fritz gekonnt hätte. Während Lily völlig egal war, ob man sie als Verräterin beschimpfen wür-de, sorgte sie sich doch darum, dass sie womöglich einem der an-deren Überlebenden aus der Gruppe schaden könnte. Vielleicht sollte sie ihnen einfach andere Namen geben? Ja, das könnte funktionieren.

»Trotzdem, nein, sie ist nicht bereit!« Lily schraubte die Martiniflasche wieder auf und goss sich nach. Andererseits, dachte sie, ist das vielleicht meine einzige Gelegenheit. Die Angst darf mich nicht lähmen, denn im Grunde will ich ja reden. »Ja, sie ist bereit«, korrigierte sie sich. »Ganz sicher ist sie das!«

Sie sprang von der Couch auf und lief ins Arbeitszimmer. Wie immer fiel ihr Blick zuerst auf das gerahmte Bild, das sie vor 23 Jahren im mittleren Fach des Bücherregals aufgestellt hatte. Es zeigte sie mit Fritz, hinten aus dem Planwagen ihrer Kutsche in die Kamera lächelnd. Der Tag ihrer Hochzeit, der 12. März 1948. Wie schön sie damals gewesen war, so schlank und ohne eine einzige Falte. Das schönste Mädel Danzigs hatte man sie während ihrer Schulzeit in ihrer Heimatstadt gerufen.

Lily drehte sich zur anderen Seite des Zimmers, wo ein Gemälde ihres ehemaligen Chefs hing – jenes, das sein jüdischer Freund Max Liebermann 1932 von ihm angefertigt hatte. Öl auf Leinwand. Lilys Kunstkopie besaß die Originalmaße von 117,2 mal 89,4 Zentimetern. Sauerbruch saß im Arztkittel auf einem Stuhl, die Beine übereinandergeschlagen, und schaute mit ernster, nachdenklicher Miene den Betrachter direkt an.

»Zeit zu lächeln, Chef«, sagte sie und setzte sich auf den Drehstuhl an ihrem Schreibtisch. »Ihr beide seid jetzt tot. Sturheit zählt nun nicht mehr!«

Lily zog eine Zigarette aus der Schachtel, die vor ihr auf der Nussbaumplatte des Schreibtischs lag, pustete auf den Filter und zündete sie dann mit einem Streichholz an. Sie inhalierte hektisch, hielt einen Moment die Luft an, blies den Rauch in den Raum. Danach öffnete sie die oberste Schublade, entnahm ihr den Brief Bauers und suchte darin nach der Telefonnummer. Sie zog das mit grünem Häkelmuster überzogene Telefon zu sich heran, nahm den Hörer ab und steckte den kleinen Finger in die Wählscheibe, sodass sie die Zigarette beim Wählen nicht ablegen musste.